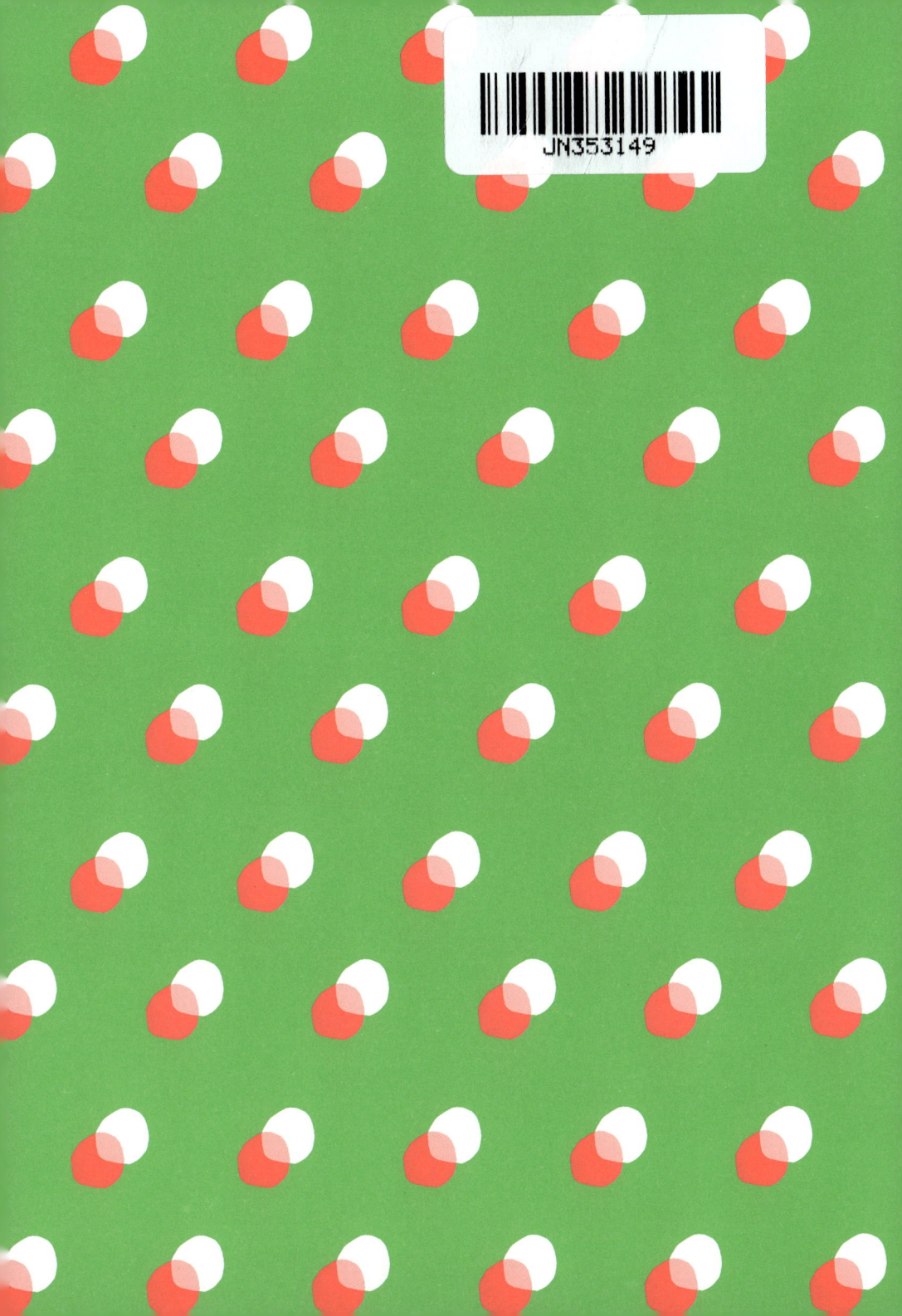

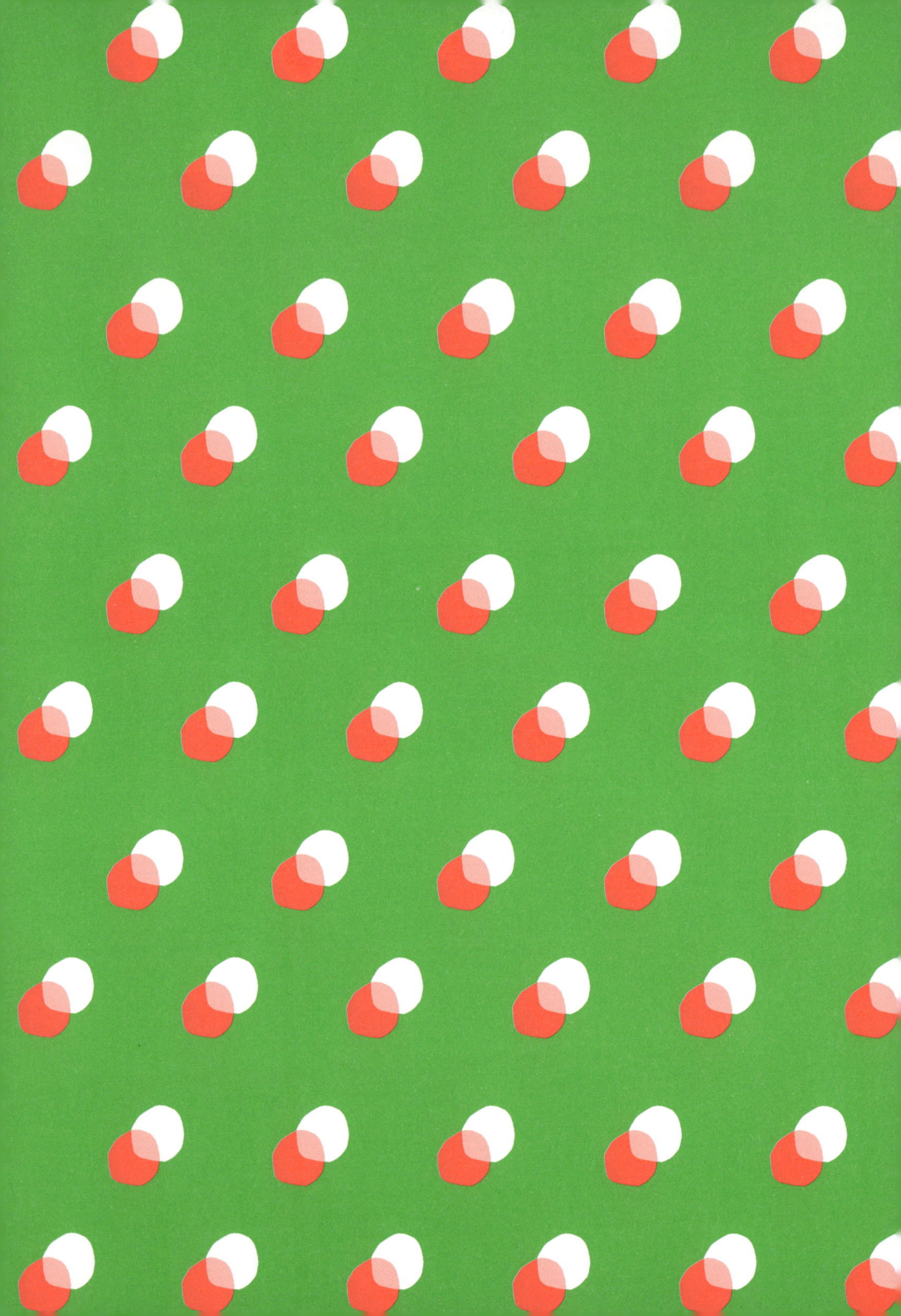

치매 음식

일러두기

1   이 책의 지은이는 일본인으로 일본의 생활 및 식습관을 기준으로 쓰였습니다.

2   원서에는 없던 한국 내 건강 통계 자료 등을 추가하였습니다. 관련 내용은 괄호( ) 표기 안에 작은 글자로 써 놓았습니다.

3   특정 단어나 상황에 번역자 혹은 편집자의 부연 설명이 추가된 경우 관련 내용 다음에 괄호( ) 표기 안에 작은 글자로 써 놓았습니다.

4   책 내용 중에 언급되는 책의 제목은 「 」안에, 논문·공문·보고서·특정 기사의 제목 또는 주제는 〈 〉안에 넣었습니다.

치매 음식

시라사와 다쿠지 지음

백현숙 옮김

pan'n'pen

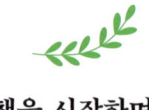

책을 시작하며

2019년 일본인의 평균수명은 여성이 87.45세, 남성이 81.41세(한국인의 평균수명은 여성이 86.5세, 남성이 80.5세, 2020년)로 남녀 모두 과거의 최고수명 기록을 뛰어넘었습니다. 이 숫자는 평균치이므로 우리에게 100세 인생의 시대가 도래했다고 해도 과언이 아닐 것 같습니다.

100년을 산다면, 어떻게 사느냐가 매우 중요합니다.

앞서 말한 평균수명에 비해 '건강수명'은 여성이 74.79세, 남성이 72.14세로(2015년 데이터), 9~12년의 차이가 있습니다(한국인의 건강수명은 여성이 74.7세, 남성이 71.3세, 2020년). 건강수명이란 몸과 마음이 모두 건강하게, 독립적으로 생활할 수 있는 수명을 말하며, 이는 5년에 한 번 발표됩니다. 평균수명과 건강수명 사이에는 수년의 차이가 생깁니다. 그 수년의 차이에 이르는 때가 바로 병에 걸려 한 자리에 몸져누워 생활하게 될 가능성이 높아지는 시기입니다. '생활의 질'이 급격하기 떨어지게 되는 것이죠. 몸져누워 있는 기간을 가능한 한 짧게 하고, 몸과 마음의 건강을 모두 유지하며 오래 살기 위해서는 무엇보다 치매를 예방할 수 있는 대책이 꼭 필요합니다.

치매는 정신은 물론이며 육체의 건강함을 앗아가는 주요한 원인이 됩니다. 초고령사회로 접어들면서 치매 발병이 급격히 증가하였고, 지금도 계속 늘어나고 있습니다. 2013년에 쓰쿠바대학이 발표한 데이터에 의하면 일본의 치매환자 수는 462만 명을 넘어섰고, 2025년에는 약 700만 명까지 늘어날 수 있다고 합니다. 다섯 명 중 한 명이 치매환자가 될 것이라는 수치입니다.

치매는 이제 예방할 수 있는 질환입니다.

치매를 치료하는 데 효과적인 약은 아직 개발되지 않았습니다. 일반적으로 치매는 늦출 수는 있지만 예방할 수는 없고, 한 번 걸리면 낫지 않는다고 인식되어 왔습니다. 그러나 최신에 이루어진 다양한 연구를 통해 지금까지 우리가 알고 있던 치매와 그 치료에 대한 상식이 크게 바뀌어가고 있습니다. 그 중 가장 두드러지는 것은, 치매에 대한 인식의 변화입니다.

지금까지의 치매는 70~80대 연령에서 발병하는 경우가 많았기 때문에 '고령자의 질병'이라고 인식되었습니다. 그러나 치매의 약 70%를 차지하는 알츠하이머병은 활동이 한창 왕성한 40대부터 서서히 진행되어, 본격적인 증상이 나타나는 70~80대가 되면 이미 치료의 때를 놓쳐 손을 쓸 수 없는 상태가 되는 것으로 밝혀졌습니다. 젊은 세대일지라도 치매라는 병이 '언젠가는 나에게도 일어날 수 있는 일'이라는 위기의식을 가지고 하루 빨리 치매 예방에 주의를 기울이는 것이 매우 중요하다고 지적하는 전문가 또한 많아졌습니다.

치매는 생활 습관을 바꾸면 멀어지고, 늦출 수 있는 병입니다.

치매 예방을 위해서 주의해야 할 것은 식사, 운동, 수면 즉 우리가 매일 반복하는 생활 습관입니다. 치매는 유전적인 소인(素因)과도 관계가 있지만, 매일 어떤 것을 먹고, 어떤 생활을 하고 있느냐에 따라 발병의 가능성이 크게 달라집니다. 결국 치매는 생활습관병이라는 것이 대중들에게도 알려지기 시작했습니다.

생활 습관 중에서도 특히 식사의 영향이 크다고 생각합니다. 치매를 일으키는 음식을 꼽아보자면 아침식사로 먹는 달콤한 빵, 햄버거 같은 패스트푸드, 라멘이나 볶음밥 같은 탄수화물 위주의 식사, 단맛이 나는 과자, 정크푸드 등입니다. 평소에 우리가 접할 기회가 많은, 자주 먹게 되는 음식들이 많습니다. 이런 음식을 즐기는 식습관은 치매 발병의 위험을 확실하게 높인다고 볼 수 있습니다. 습관적으로 이런 음식으로 식사를 해결하는 사람이라면 젊더라도 치매로 가는 지름길을 걷고 있는 것이나 마찬가지입니다. 지금부터

이 책을 참고하며 식습관을 바꿔 나아가기를 바랍니다.

식습관을 바꾸면 뇌가 다시 젊어질 수 있습니다.

　뇌를 다시 젊게 만들어주는 식습관과 음식은 매우 다양합니다. 지금까지 읽은 수많은 논문들 중에서 새롭고, 흥미로운 내용만 골라 '치매를 예방하기 위해 어떤 것을, 어떤 방법으로 먹으면 좋은지'를 알기 쉽게 정리해 이 책에 실었습니다.

　이 책에서 제시하는 모든 방법을 실천할 필요는 없지만, 흥미가 생기는 것부터 하루라도 더 빨리, 한 가지라도 더 많이 실천해보기를 바랍니다. 뚜렷한 증상이 나타났을 때에는 이미 늦었다고 봐야 하는 것이 치매의 특징입니다. '점점 정신이 흐려지고 있는 것 같다', '치매에 걸렸을 지도 모르겠다'며 불안해하고 있는 사람일지라도 개선될 가능성은 충분히 있습니다.

　저는 현재 오차노미즈 건강장수 클리닉에서 독자적인 '해독·뇌신경 치료'를 실시하고 있는데, 증상이 개선된 수많은 환자들을 보며 그 효과를 실감하고 있습니다. 이는 치매를 예방할 수 있고, 치료할 수 있는 시대가 왔다는 것을 증명하는 사례라고 볼 수 있습니다. 이 책이 한 명, 한 명 더 많은 분들에게 작은 도움이 될 수 있기를 바랍니다.

지은이 시라사와 다쿠지

책을 시작하며 **004**
옮긴이의 말 **214**
저자 소개 **217**

Introduction
치매, 아는 만큼 멀어질 수 있다

01 누구나 할 수 있는 치매 예방 **016**
02 치매는 갑자기 발병하지 않는다 **018**
03 치매의 대표적인 유형 **020**
04 알츠하이머병으로 가는 지름길 **026**
05 식사로 예방하는 치매 **028**
06 뇌와 몸을 공격하는 만성염증 **030**
07 치매 발병률을 높이는 '신종 영양실조' **033**
08 당신의 장은 건강한가? **035**
09 뇌를 손상시키는 유해물질 **036**

Part 1.
치매를 예방하는 건강한 식사법 30

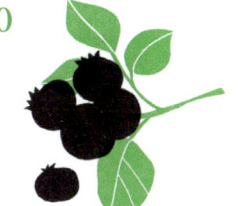

01	식사의 균형이 가장 중요하다 **042**
02	당질은 현명하게 먹는다 **044**
03	맛있게, 즐겁게 먹는다 **046**
04	자신에게 맞는 식사법을 찾는다 **047**
05	케톤체의 합성을 촉진한다 **048**
06	저당질 다이어트를 실천한다 **050**
07	질 좋은 당질과 지질을 먹자 **052**
08	오메가3와 오메가9을 섭취한다 **054**
09	수렵채집생활에 답이 있다 **056**
10	우리들의 토종식단이 좋다 **058**
11	지중해식 식단의 효과를 누리자 **060**
12	어렵지 않은 MIND 식단 **062**
13	칼로리보다 영양을 챙긴다 **064**
14	술은 조금씩 즐겨도 괜찮다 **066**
15	콜레스테롤 섭취 가능 **068**
16	영양보충제는 효과적으로 활용하자 **070**
17	운동선수의 식사를 참고하자 **072**
18	밥은 마지막에 먹는다 **074**
19	간식은 낮에 먹는다 **076**
20	아침은 푸짐하게, 저녁은 간소하게 **078**
21	고단백질의 아침 식사가 좋다 **080**

- 22 식이섬유로 숙면을 이끈다 **082**
- 23 스트레스는 단 음식을 부른다 **084**
- 24 생활 속 위험한 간식 줄이기 **086**
- 25 칼슘 섭취는 식사로 한다 **088**
- 26 가공식품 대신 자연식품 **090**
- 27 손수 요리하자 **092**
- 28   꼭꼭 씹어서 먹는다 **094**
- 29 다른 사람과 함께 식사한다 **096**
- 30 아동기 영양 상태의 중요성 **098**

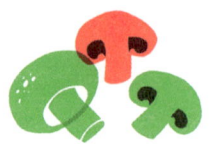

Part 2.
치매를 예방하는 음식 35

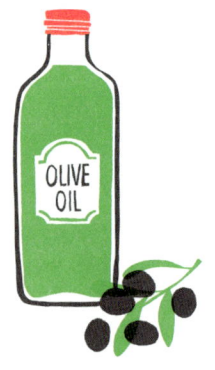

- 01 코코넛 오일 **104**
- 02 코코넛 밀크 **107**
- 03 등푸른 생선 **108**
- 04 아마씨 오일·들기름 **110**
- 05 목초를 먹고 자란 소고기 **112**
- 06 고기·달걀·유제품 **114**
- 07 플라보노이드 **116**
- 08 강황 **118**
- 09 커피 **120**
- 10 녹차 **122**

11	레드 와인	124
12	코코아	126
13	브로콜리	128
14	고수	130
15	양파 껍질	132
16	버섯	134
17	빌베리	136
18	콩·콩제품	138
19	달걀	140
20	견과류	142
21	고추	144
22	생강	146
23	껍질째 먹는 사과·초록 토마토	148
24	굴	150
25	흑초	152
26	호밀빵	154
27	올리브 오일	156
28	전통 가정식	158
29	채소와 과일 즙 찌꺼기	160
30	녹황색 채소	162
31	채소와 과일	164
32	무농약 채소	166
33	신선한 생과일	168
34	현미	170
35	수용성 식이섬유	172

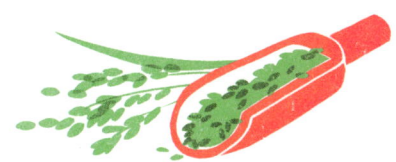

Part 3.
치매를 부르는 음식 20

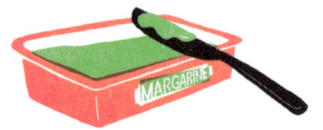

- 01 설탕 176
- 02 밀 178
- 03 트랜스지방산 180
- 04 카놀라 오일 182
- 05 콩기름 184
- 06 팜 오일 186
- 07 동물성 지질 188
- 08 극단적 가공식품 190

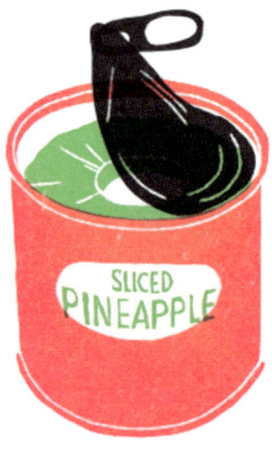

- 09 호르몬제 투여한 소고기 192
- 10 햄·소시지·베이컨 194
- 11 패스트푸드 196
- 12 튀김 198
- 13 국수와 밥 세트 200
- 14 햄버거·감자튀김·콜라 202
- 15 도넛·페이스트리 204
- 16 단맛 나는 커피 206
- 17 인공감미료 208
- 18 식품첨가물 210
- 19 참치 212
- 20 톳 214

Check it

치매와 멀어지는 생활 습관 15

01 먹는 것이 곧 사는 것 **039**
02 백해무익한 담배 **079**
03 사회적 소통을 이어가자 **081**
04 스트레스를 멀리하자 **087**
05 적당히 몸을 움직이자 **099**
06 혼자 있지 말자 **100**
07 입 건강을 지키자 **111**
08 약은 꼭 필요한 경우에만 복용 **121**
09 하루 7시간 이상 자도록 하자 **123**
10 청결한 환경을 유지하자 **131**
11 철저한 구강 관리 **195**
12 치과 치료 시 주의할 점 **201**
13 인터넷을 활용하자 **205**
14 언제나 호기심을 갖자 **213**
15 매일매일 기분 좋게 지내자 **215**

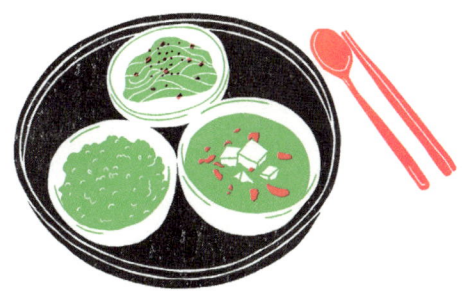

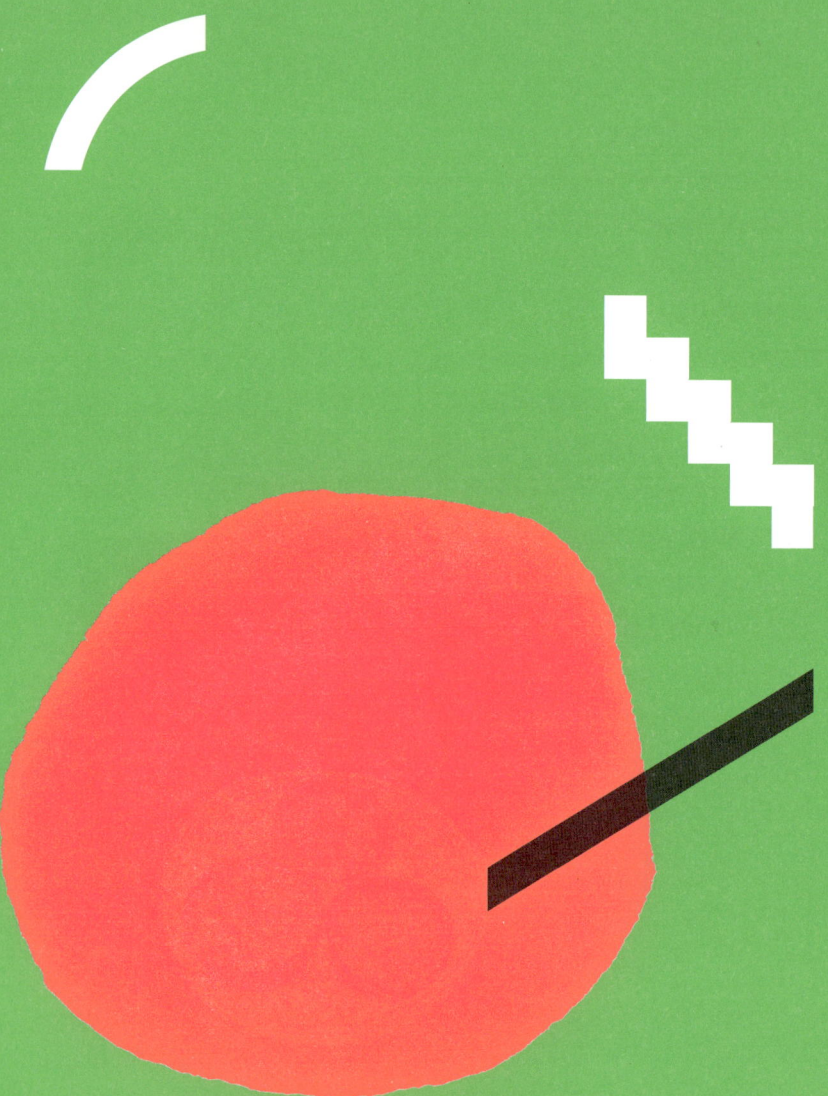

Introduction

치매,
아는 만큼 멀어질 수 있다

치매는 예방할 수 있고, 치료할 수 있는 질병

01

누구나 할 수 있는 치매 예방!
올바른 생활 습관이 치매에 걸리지 않는 뇌를 만든다.

모든 인간은 나이가 들어가면서 인지기능이 쇠퇴한다. 기억력이 저하되고 건망증이 심해지며, 무심코 실수를 저지르기도 한다. 이런 일의 횟수가 늘어가면 '내가 혹시 치매에 걸린 것은 아닐까?'라는 걱정을 하게 될지도 모른다. 어느 정도까지는 노화로 인해 어쩔 수 없이 일어나는 일반적인 경우일 수 있다. 그런데 중요한 것은 뇌가 노화하는 속도와 정도는 사람마다 다르다는 것이다.

60대부터 일상생활에 지장이 생길 정도로 인지기능이 저하되는 사람이 있는가 하면, 80대가 되어도 몸과 마음이 모두 건강하여 집안일이나 정원 가꾸기, 여행 등을 즐기며 활동적으로 지내는 사람도 있다. 그렇다면 치매로 가는 지름길을 걷는 것과 치매에 걸리지 않는 건강한 뇌를 계속 유지하는 것 사이의 차이는 도대체 무엇일까?

그 차이는 특별한 것이 아니다. 어떤 것을 먹고 있으며, 어떻게 생활하고, 스트레스 관리나 수면시간 같은 매일 매일의 생활 습관에 따라 달라지는 것으로 밝혀졌다. 그리고 생활 습관 중에서도 특히 큰 영향을 주는 것이 '어떤 것을 어떻게 먹고 있느냐'의 문제, 즉 식생활이다.

우리 몸은 매일 먹는 것들로 이루어져 있을 뿐만 아니라 식사를 통해 얻는 영양이 몸을 움직이거나 생각하기 위하여 필요한 에너지가 된다. 포식(飽食)의 시대라 불리는 지금, 과식하는 현대인들의 모습이 절로 떠오른다. 하루 3번 꼬박꼬박 식사를 한다고 해도 영양의 균형이 맞지 않아, 양질(良質)의 단백질과 지질, 비타민, 미네랄, 식이섬유처럼 뇌를 생생하게 유지하는데 필요한 영양소가 부족할 수 있다. 어쩌면 바르지 않은 식생활을 하고 있는 사람이 더 많은 것은 아닐까 싶다.

아침 식사는 빵과 커피로 때우고, 점심 식사는 우동이나 라면(라멘), 주먹밥 세트로 채운다. 저녁 식사는 볶음밥이나 튀김 같은 메뉴를 즐겨 먹고 있지는 않은가? 이런 음식들은 한창 활동이 왕성한 세대가 즐겨먹는 식사의 대표적인 예이다. 가격이 싸고 오랫동안 배가 든든한 메뉴이기 때문이다. 하지만 이런 식습관은 요즘 사람들이 빠져들기 쉬운 당질과잉(糖質過剩)에 단백질이 부족한 식사이다. 이런 식사를 계속하는 사람은 뇌의 노화가 점점 더 빨리 진행되고 있다고 할 수 있다.

02

치매는 갑자기 발병하지 않는다
뇌의 손상은 40대부터 시작되어 서서히 축적된다.

    치매는 대부분 70~80대에 발병하기 때문에, 치매라는 단어를 접하면 고령자의 병으로 인식하기 쉽지만, 인지기능이라는 것은 하루아침에 갑자기 저하되지 않는다. 치매의 약 70%를 차지하는 알츠하이머병은 사실 40대부터 조금씩, 조용히 진행되기 시작한다. 즉, 뇌는 중년기부터 서서히 손상되고 있는 것이다.

    지금까지는 건망증이나 무심코 저지르는 실수 등은 치매가 아니므로 걱정하지 않아도 된다고 여겨져 왔다. 하지만 이런 일들이 반복된다는 것은 '뇌가 크게 손상되고 있어요', '이대로 두면 인지기능이 계속 저하될거예요'라며 뇌가 보내는 SOS신호이기도 하다. 그대로 방치하면 치매로 가는 지름길로 접어들게 되는 셈이다.

    우리 몸은 손상된 세포를 복원하여 유지할 수 있는 힘을 갖추고 있지만, 40대가 넘으면 그 힘은 서서히 약해진다. 거기에 불규칙한 식생활과 과도한 스트레스, 수면 부족 등이 반복되면 뇌가 크게 손상되어 복원기능만으로는 완벽하게 회복할 수 없게 되고 결국 인지기능이 저하되어 간다.

알츠하이머병의 요인은 아밀로이드 베타라는 단백질의 비정상적인 축적이라고 알려져 있다. 사실, 아밀로이드 베타는 단순히 나쁜 역할만 하는 것은 아니다. 뇌가 손상되었을 때 뇌를 보호하기 위해서 만들어지는 것으로 밝혀졌기 때문이다. 뇌가 받는 손상이 너무 크거나, 손상된 세포가 제때에 복원되지 않으면, 아밀로이드 베타가 과잉 축적되면서 신경세포가 파괴되고, 인지기능이 저하되는 것이다.

아밀로이드 베타는 20~30년이라는 오랜 시간에 걸쳐 서서히 쌓이면서 뇌를 손상시킨다. 거꾸로 말하면, 생활 습관을 바로잡아 아밀로이드 베타가 쌓이지 않도록 하면, 인지기능이 저하되는 것을 예방할 수 있다는 뜻이다.

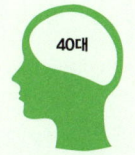

아밀로이드 베타의 축적이 시작된다.

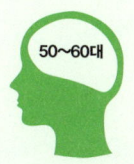

기억력 저하, 건망증 등이 시작된다.

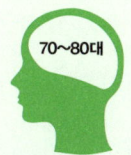

인지기능이 상당히 저하되어 일상생활에 지장을 초래한다.

03

치매의 대표적인 유형
알츠하이머부터 전두측두엽 치매까지

치매를 쉽게 설명하자면, 뇌의 기능이 저하되어 판단력과 기억력이 흐려지고, 일상생활에 지장을 초래하는 상태라고 할 수 있다. 치매는 알츠하이머병(알츠하이머형 치매), 뇌혈관성 치매, 루이 소체(Lewy body)치매, 전두측두엽 치매, 정상압 물뇌증 등으로 유형이 나누어지며, 여러 가지 요인에 의해 발병한다.

다음의 그래프를 보면 알 수 있듯이, 알츠하이머병과 뇌혈관성 치매를 합치면 발병한 치매의 90%에 가까운 비율을 차지한다. 뇌혈관성 치매는 알츠하이머병을 동반하는 사례가 많기 때문에, 알츠하이머병이 치매의 대부분을 차지하고 있는 셈이다.

알츠하이머의 발병에는 유전적 소인(素因)도 영향을 미치지만 최근의 연구 보고에 따르면 식사나 운동, 수면 같은 생활 습관과 밀접한 관련이 있다. 생활 습관을 의식적으로 고치면 알츠하이머의 발병을 막을 수 있다는 뜻이다. 다행히 '치매는 생활습관병이다'라는 인식이 최근들어 점점 늘어나고 있다.

지금까지 있어왔던 치매 치료의 상식을 뒤집은 이는, 세계적인 신경 변성 질환의 권위자인 데일 브레드슨(Dale E. Bredesen) 박사이다. 브레드슨 박사는 알츠하이머병의 주된 요인을 염증, 영양 부족, 독성 물질이라는 세 가지를 꼽으며, 이것들은 모두 생활 습관과 직결되어 있다고 말한다. 특히, 식사의 영향이 크기 때문에 뇌의 염증을 일으키는 음식이나 독성 물질은 피하고, 뇌가 필요로 하는 영양은 충분히 섭취하는 것이 뇌를 생생하게 유지하는 비결이라고 한다.

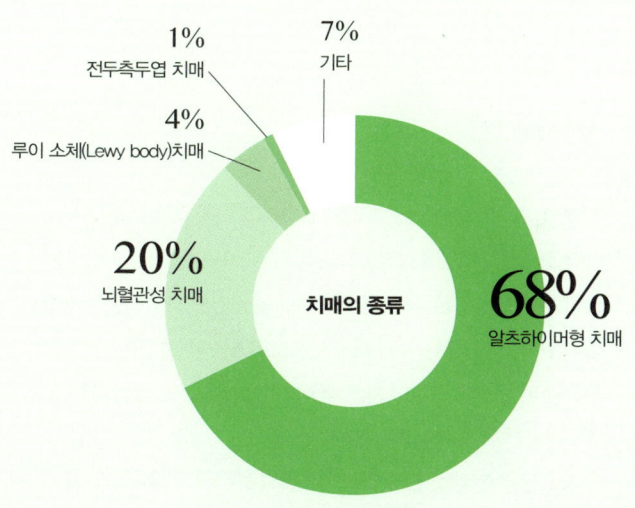

후생노동성보고서(연구대표자 아사다 다카시^{朝田隆}) 발췌
(역자 주: 후생노동성-우리나라의 보건복지부, 고용노동부, 여성가족부에 해당하는 일본의 행정기관)

치매의 요인과 보이는 증상은 매우 다양하다. 그러나 거의 모든 치매에서 공통적인 것이 있다. 한 번 손상된 신경세포는 일반적인 치료를 통해서 부활시킬 수 없다는 것이다. 현재로는 인지기능을 극적으로 개선시킬 수 있는 치료법은 없기 때문이다. 40대가 넘으면 뇌가 손상되지 않도록 하는 것만이 뇌를 건강하게 유지하는 유일한 비결이라고 할 수 있다.

치매에는 서서히 인지기능이 저하되는 것과, 뇌혈관 질환으로 인해 발병하는 것, 치료로 개선될 수 있는 것 등 몇 가지 유형이 있다. 대표적인 치매 유형 몇 가지를 짚어보자.

[알츠하이머병]

치매 중에서 가장 많이 나타나는 유형이다. 아밀로이드 베타라는 단백질이 신경세포에 비정상적으로 축적되어, 신경세포가 파괴된 상태이다. 기억을 관장하는 해마, 위치 및 공간을 파악하는 두정엽이 점차 위축되어 인지기능이 서서히 저하되어 간다. 초기에는 기억력 저하만 나타난다. 그처럼 일상생활에 지장이 없는 증상일 때에는 경도인지장애(MCI)라고 부른다.
병이 진행되면 몇 분 전의 일도 기억하지 못하게 되거나, 시간의 경과를 파악할 수 없게 되고(날짜를 기억하지 못한다), 올바른 순서에 따라 일을 실행할 수 없게 된다. 판단력이 흐려지고, 실언(失言) 즉, 사물의 이름을 쉽게 말하지 못하고, 상대방과 대화를 이어나가지 못하는 증상이 나타난다. 사람에 따라서는 섬망(譫妄, 의식이 흐리고 착각과 망상을 일으키며 헛소리나 잠꼬대 등을 하는 증상. 흥분했다가 불안해하기도 하며 마비 증상을 동반하기도 한다)이나 아무 목적 없이 같은 곳을 어슬렁거리는 이상 행동을 보이는 경우도 있다. 최종적으로는 한 자리에 누워 움직이지 못하는 상태가 되어 생활 전반에서 간병이 필요하게 된다.

[뇌혈관성 치매]

뇌경색이나 뇌출혈 등 뇌혈관에 생긴 장애에 의해 발병하는 치매이다. 장애가 생긴 부위에 따라 나타나는 증상이 다르다. 알츠하이머병을 동반하는 사례도 많기 때문에 알츠하이머병과 같은 증상을 보이기도 한다.

특징적인 것은 증세가 갑자기 나빠지기도 하고, 갑자기 좋아지기도 하면서 변화한다는 점이다. 할 수 있는 일과 할 수 없는 일이 확실하게 구분되기 때문에 '얼룩치매(まだら認知, 마다라 인지증, 현재 한국에는 이를 특정하는 용어가 없는 것으로 보인다.)'라고 불리는 증상을 보이는 경우도 많다.[*] 뇌혈관성 치매라면 장애를 입은 신경세포를 회복시킬 수는 없지만, 뇌졸중의 재발을 예방하는 치료는 해볼 수 있다. 이 경우에는 재활치료도 중요하다.

---

[*] 마다라(まだら)는 일본어로 얼룩, 반점이라는 뜻이다. 뇌가 손상된 부위에 따라 인지기능에 장애가 생기기 때문에 전반적 치매가 아닌 부분적 치매라는 의미로 사용되는 단어이자 그 증상을 설명하는 단어이기도 하다. 단, 뇌혈관성 치매에 속하는 증상을 설명하는 용어일 뿐 치매의 종류는 아니라고 할 수 있다.

[루이 소체(Lewy body) 치매]

알츠하이머병, 뇌혈관성 치매와 함께 '3대 치매'로 불린다. 루이 소체 치매는 알파 시누클레인이라는 단백질이 뇌에 축적되어 발병한다. 기억장애, 환시, 파킨슨병처럼 근육이 뻣뻣해지는 증상, 수면 중에 악몽을 꾸거나 잠꼬대를 하는 등의 증상을 보인다. 인지기능은 좋아졌다가 나빠지는 상태가 반복해서 나타나고, 컨디션이 좋을 때와 나쁠 때의 차이가 심하다.

실제로는 일어날 수 없는 환시를 보는 경우가 있기 때문에, 상황을 착각하거나 피해 망상과 같은 행동을 보이는 경우도 많다. 수면 중에 이상행동을 보여 큰소리로 잠꼬대를 하거나, 난동을 부리고, 화를 내는 경우도 있다.

[전두측두엽 치매]

전두엽과 측두엽의 신경이 변성(變性)되어 발병한다. 전두엽은 감정 조절과 이성적인 행동, 상황을 파악하는 기능을 담당한다. 측두엽은 언어의 이해, 기억, 후각과 시각을 담당한다.

건망증은 그다지 심하지 않지만 다른 사람을 배려하지 못하고, 자신이 생각한대로 행동하는 등 성격의 변화와 이상(異常) 행동을 보인다. 폭력을 휘두르는 경우도 있고, 지금까지와는 전혀 다른 성격으로 변해버리는 경우도 있다.

[정상압 물뇌증]

뇌압(두개골 내부의 압력) 상승을 동반하지 않는 유형의 물뇌증이다. 뇌척수액의 흐름이 나빠지면서 쌓인 뇌척수액이 뇌실(뇌의 내부공간)을 압박하여 발병한다. 수술로 개선될 가능성이 있다. 60~70대에서 발병하는 사례가 많고, 쉽게 넘어지거나 발을 끌면서 걷는 보행장애, 정상 배뇨가 아닌 요실금, 건망증이 나타나고 의욕과 집중력이 저하되는 가벼운 인지기능장애가 주요 증상이다.
실리콘 관을 삽입하여 뇌에 쌓인 뇌척수액을 다른 곳으로 흘려보내는 션트(Shunt) 수술로 개선되는 사례도 있다. 일단 증상이 진행되면 크게 개선될 가능성이 없는 경우도 있으므로 조기치료가 중요하다.

04

알츠하이머병으로 가는 지름길!
뇌를 손상시키는 식습관

    뇌를 손상시키는 식습관은 특별한 것이 아니기에 치매에 걸리는 것도 그다지 어려운 일이 아니라고 할 수 있다. 오히려 현대인 대다수가 뇌를 손상시키는 식생활을 하고 있다고 해도 과언이 아닐 정도이다.

    아침 식사는 단맛이 나는 빵으로 해결하고, 점심에는 햄버거를 먹고, 집에 돌아오면 치킨 같은 튀김 요리를 안주 삼아 반주를 즐긴다. 특별할 것 없는 식사 내용이지만, 하나같이 뇌를 손상시킬 수 있는 식사이다. 이런 식생활을 쭉 계속해 나가면 뇌는 차츰 늙어갈 수밖에 없다.

이런 식사가 치매를 부른다!

구분	성분	구성비율
아침 식사	페이스트리처럼 단맛이 나는 빵, 설탕을 넣은 카페라테나 커피 등	• 혈당치 급상승 ➜ 설탕의 과잉 섭취가 뇌를 손상시킨다. • 뇌가 필요로 하는 양질의 지질, 단백질, 비타민, 미네랄이 부족하다.
점심 식사	햄버거와 감자 튀김, 라면(라멘) 같은 국수 종류, 볶음밥 같은 밥요리	• 염증을 일으키는 오메가6가 듬뿍 들어있는 식사. • 뇌가 필요로 하는 양질의 지질, 단백질, 비타민, 미네랄이 부족하다.
간식	달콤한 캔 커피	• 혈당치 급상승 ➜ 설탕의 과잉 섭취가 뇌를 손상시킨다.
저녁 식사	치킨 같은 튀김 요리와 곁들이는 술	• 염증을 일으키는 트랜스지방산, 세포를 늙게 하는 AGEs의 보고(寶庫). • 당질 제로라도 달다고 느끼면 인슐린이 분비된다. • 뇌가 필요로 하는 양질의 지질, 단백질, 비타민, 미네랄이 부족하다.
	편의점 파스타와 디저트	• 뇌가 필요로 하는 양질의 지질, 단백질, 비타민, 미네랄이 부족하다. • 혈당치 급상승 ➜ 설탕의 과잉 섭취가 뇌를 손상시킨다.
	자기 전에는 시원한 맥주	• 혈당치 급상승 ➜ 뇌를 손상시킨다. • 알코올 ➜ 과음하면 뇌를 손상시킨다.

표에서 함께 본 식습관은 뇌에만 영향을 미치는 것이 아니다. 당뇨병이나 지질(脂質)이상증, 동맥경화를 진행시켜 뇌졸중이나 심장병을 일으키는 식사이기도 하다. 그런데 이런 유형의 식사에서 완전히 자유로운 사람은 거의 없다. 그러므로 매일 혹은 간혹이라도 즐기는 이런 식사에 숨겨져 있는 위험을 아는 것이 중요하다. 특히 한창 왕성하게 활동하는 40~50대 여러분은 뇌의 건강을 위해 꼭 알아 둘 필요가 있다.

05

식사로 예방하는 치매
치매 발병의 열쇠는 염증, 영양부족, 독성 물질

알츠하이머병을 예방하기 위해, 뇌가 멍해져 버리기 전에, 가능하면 40대부터 시작하면 좋은 것을 100가지 항목으로 정리해 이 책에 실었다. 물론 50~70대에 들어선 분들이라고 해도 치매 예방을 실천하기에 늦은 것이 아니다.

인지기능 저하는 다양한 요인에 의해 발생한다. 갑자기 나빠지는 것이 아니라, 10~20년에 걸쳐 서서히 저하되어 간다는 것을 잊지 말아야 한다. 아무런 대책도 세우지 않으면 인지기능은 계속 추락하겠지만, 진행 속도를 늦추기 위한 노력은 몇 살이 되어 시작한다고 해도 늦은 것이 아니다. 중요한 것은 하루라도 더 빨리, 한 가지라도 더 많이 실천하는 것이다.

알츠하이머병을 부르는 염증, 영양부족, 독성 물질의 원인이 되는 것을 피하고, 그것들을 방지하기 위한 식재료와 식사법을 이 책을 통해 알아가길 바란다. 위험성이 있는 음식을 피하고, 필요한 영양을 충분히 섭취하며, 뇌를 활성화시키는 식재료를 적극적으로 활용하는 것만으로도 우리는 치매와 충분히 멀어질 수 있다.

06

뇌와 몸을 공격하는 만성염증
염증 촉진 물질은 피하고,
염증 억제 물질은 섭취한다.

아밀로이드 베타가 동일하게 축적되었을 때(19쪽 참조), 신경세포가 손상되어 치매가 발병하는 사람이 있는가 하면, 인지기능이 저하되지 않는 사람도 있다. 그 차이가 생기는 원인에 대한 논의는 지금까지도 계속되는 중이다.

최근의 한 연구에서 신경세포의 파괴 여부는 뇌의 만성적인 염증과 연관성이 있는 것으로 보고되었다. 뇌에 아밀로이드 베타가 축적된 상태만으로는 인지기능의 저하가 나타나지 않지만, 아밀로이드 베타가 모여 노인반(老人斑, Senile plaque)이라는 비정상적인 단백질의 축적이 형성되면 인지기능이 저하된다. 이 노인반의 형성에 신경세포의 염증이 관여하고 있는 것으로 밝혀졌다.

실제로 뇌가 만성적인 염증상태에 빠지면 기억을 관장하는 해마의 신경세포가 파괴되어 인지기능이 저하되는 것으로 알려졌다. 염증은 면역세포가 이물질을 공격하거나, 손상된 세포를 복원시킬 때에 우리 몸에서 일어나는 방어반응이다. 예를 들어, 감기에 걸리면 열이 나거나, 발목을 삐었을 때 그 주위가 붓는 것은 일시적인 급성 염증으로, 병원균을 몰아내고 세포가 복원되면 낫기 때문에 치매와는 관계가 없다.

문제가 되는 것은 서서히 진행되는 만성적인 염증이다. 노화나 생활 습관이 주요한 요인으로, 최근에는 이 만성적인 염증(만성염증)이 치매를 비롯한 동맥경화, 당뇨병, 뇌졸중과 같은 생활습관병과 관련되어 있을 가능성이 있다고 지적되었다.

만성염증은 수명과도 관련이 있다. 일본의 게이오기주쿠대학, 백수(百壽)종합연구센터의 연구에 의하면 만성염증의 정도가 낮은 사람이 건강하게 오래 산다는 보고가 있다. 연구팀은 100세가 넘은 고령자 684명을 포함한 1,554명을 대상으로 최장 10년간 추적조사를 실시하였다. 그 결과 만성염증의 정도는 노화와 함께 서서히 높아지며, 같은 나이 대 중에서 만성염증의 정도가 낮은 사람이 장수한 것으로 판명되었다.

만성염증의 정도는 유전적인 소인도 영향을 준다고 알려져 있는데, 이는 20~30% 정도이고 나머지는 생활 습관이 영향을 주는 것으로 알려졌다. 그럼 만성염증을 억제하기 위해서 구체적으로 어떻게 하면 좋을까? 대답은 매우 간단하다. 첫째는 염증을 촉진하는 물질을 몸속으로 들여보내지 않는 것이다. 둘째는 염증을 억제하는 물질을 적극적으로 섭취하는 것이다. 너무나 간단하지만 이 두 가지 방법이 최선이다.

사실, 현대인은 몸속에서 염증을 일으키는 오메가6를 과잉섭취하는 경향이 있다. 뒤에서 다시 자세하게 설명하겠지만, 튀긴 음식이나 식물성 유지를 사용하여 만든 가공식품을 줄이고, 가정에서 사용하는 조리용 기름은 오메가6가 적게 들어있는 올리브 오일로 바꾸는 것만으로도 염증을 억제할 수 있다. 의외의 식품이 염증을 촉진한다는 사실은 잘 알려져 있지 않다. 이 책에서는 염증을 촉진하는 식품, 염증을 억제하는 식품을 구체적으로 소개하고 있다.

비만을 해소하는 것도 중요하다. 치주병이나 당뇨병 같은 생활습관병도 만성염증을 촉진하므로, 이런 병들의 예방에 도움이 되는 식재료와 식사법도 가능한 한 이 책에서 많이 다루고자 하였다. 치매예방뿐만이 아니라 건강하게 오래 살기 위해서라도 알아두면 도움이 되는 내용들이다.

07

치매 발병률을 높이는 '신종 영양실조'
뇌가 진짜 필요로 하는 영양을 알아두자.

    요즘에는 편의점이나 슈퍼마켓에서 언제라도 자신이 먹고 싶은 음식, 좋아하는 음식을 살 수 있다. 그럼에도 영양 부족 상태에 빠져 있는 사람이 의외로 많다고 하니 앞뒤가 맞지 않는 것 같아 보일 수 있다. 실제로 하루 3번 식사를 하지만, 영양의 균형이 맞지 않기에 필요한 영양소를 채우지 못하는 사람이 적지 않다. 이렇게 충분히 먹어도 필요한 영양소가 부족한 상태를 '신종 영양실조'라고 부른다.

    현대인이 가장 빠지기 쉬운 상태가 당질과다에 단백질과 비타민, 미네랄, 식이섬유가 부족한 식사이다. 덮밥 종류, 라면(라멘)과 우동 같은 국수 종류, 파스타, 빵과 같은 당질과다의 식사를 즐기는 사람은 신종 영양실조 상태에 빠져 있고, 치매로 가는 지름길을 걷고 있다고 해도 과언이 아니다. 더이상 늦지 않게 영양의 균형을 개선하도록 노력하는 것이 좋다.

    현대인에게 부족하기 쉬운 영양소를 보충해주는 식재료, 치매 예방에 도움이 되는 영양소가 들어있는 슈퍼 푸드(Super food)를 적극적으로 섭취한다면 영양 부족이나 불균형을 점점 개선해 나갈 수 있다. 현대인에게 특히 부족하기 쉬운 영양소는 다음의 4가지이다.

1 단백질

단백질은 생명의 주축이 되는 중요한 영양소이다. 신경전달물질이나 호르몬 등은 물론이고, 모든 세포를 만드는 원료가 된다. 단백질이 부족하면 인지기능이 저하될 뿐만 아니라 수명도 단축된다.

2 양질의 지질

지질은 뇌의 반 이상을 차지한다. 오메가3나 콜레스테롤 등은 뇌를 활성화하는 중요한 지질인데, 이런 지질들이 부족하거나 오메가6의 섭취량이 많아서 균형이 무너지면, 뇌의 만성염증을 촉진한다.

3 비타민, 미네랄

비타민과 미네랄이 부족하면 신체의 대사가 원활하게 이루어질 수 없게 되어 인지기능이 저하된다. 현대인에게 부족하기 쉬운 영양소는 비타민 B군, 비타민 D, 아연, 철 등이다.

4 식이섬유

현대인은 채소를 충분히 섭취하지 않는 편이다. 장(腸) 속 세균이 식이섬유를 분해할 때 생기는 짧은사슬지방산은 뇌의 염증을 억제하여 뇌를 활성화시킨다.

08

당신의 장은 건강한가?
영양 흡수와 원만한 소화가 중요하다.

무엇보다 중요한 것이 한 가지 있다. 그것은 장(腸) 건강을 개선하는 것이다. 영양 부족의 요인 중 하나로 장(腸)의 만성염증을 꼽을 수 있기 때문이다. 식사를 통해 영양을 섭취하여도 장 점막에 만성염증이 있으면 영양을 완벽하게 소화 및 흡수할 수 없다. 그래서 섭취한 영양분이 세포나 뇌까지 도달하지 못하고 영양 부족 상태에 빠져 버리는 경우가 있다. 이처럼 장 점막에 구멍이 뚫려 영양이 새어 나오는 상태를 '새는 장(腸) 증후군(장 누수 증후군)'이라고 한다. 미국에서는 'Leaky gut Syndrome' 이라고 부르며, 최근 몇 년 간 환자수가 급증하고 있다.

'새는 장 증후군' 상태에 빠지면 영양소를 원활하게 흡수할 수 없을 뿐만 아니라, 염증을 촉진하는 물질이 혈액 속으로 흘러 들어가서, 만성염증이 더욱 더 악화된다. 이런 악순환을 끊기 위해서라도 장 건강을 개선하는 것이 매우 중요하다. 장내에 생긴 만성염증은 복통이나 설사와 같은 자각 증상을 동반하지 않기 때문에, 자신도 모르는 사이에 점점 염증이 악화될 수 있다. 매일 원활한 배변 활동을 하는 사람이라면 문제될 것이 없지만 변비 증상이 있거나, 설사와 변비를 반복하는 사람이라면 장의 상태가 나빠져서 만성염증 상태에 빠져 있을 위험이 있다. 지금 당장 식생활을 개선하는 것이 좋다.

09

뇌를 손상시키는 유해물질
담배, 알코올, 곰팡이, 병원균, 중금속.

마지막으로 한 가지 더 덧붙이고 싶은 것이 유해물질이다. 뇌를 손상시키는 대표적인 유해물질은 담배, 알코올, 곰팡이, 병원균, 중금속이다. 이런 물질들은 가능한 한 멀리하는 것이 좋다. 담배와 술, 이 두 가지는 치매 발병의 위험 요인으로 이미 잘 알려져 있다. 흡연하는 사람은 하지 않는 사람보다 뇌가 위축되는 속도가 5~10년 정도 빠르다는 보고가 있다. 또한, 알코올이 몸속에서 분해될 때에는 높은 독성을 가진 아세트알데히드가 발생하여 뇌를 손상시킨다.

　최근 연구에서는 곰팡이와 치주병균 등 병원균이 만들어내는 독소가 신경세포를 손상시킨다는 사실도 밝혀졌다. 특히 주의가 필요한 것은 검은 곰팡이로, 치매발병의 새로운 위험 요인으로 주목 받고 있다. 곰팡이는 공기와 함께 몸속으로 깊숙이 파고 들어와, 비강(鼻腔)을 지나 뇌로 침입하여 직격탄을 날릴 위험이 있는 것으로 지적되었다. 또, 몸속에 곰팡이가 기생하면 이 곰팡이들이 만들어내는 독소가 뇌를 손상시킨다는 사실도 밝혀졌다. 식생활 이야기에서 조금 다른 방향으로 이야기가 흘러 갔지만 건강하게 뇌를 유지하기 위해서는 꼭 알아야 할 것들이다.

　사람들이 건강에 좋다고 여기며 먹고 있는 식품 중에서도 유해 물질을 함유하고 있는 것이 있다. 예를 들어, 오메가3계 지방산이 풍부하기 때문에 치매 예방에 좋다고 알려진 참치나 청새치는 치매 발병의 위험 요인이 되는 수은 함유율이 높은 것으로 밝혀졌다. 최근에는 지나치게 많이 섭취하지 않도록 주의가 필요한 식품으로 분류된다. 또, 건강 식재료로 자주 거론되는 톳도 되도록 적게 먹는 것이 좋다. 톳에는 독성이 높은 비소가 다량 함유되어 있기 때문이다. 수은이나 비소의 위험성은 최근에 알려지기 시작하였으므로, 모르는 사람이 더 많을 것이다. 자세한 것은 책의 본문을 통해 확인할 수 있다.

그리고 한 가지 더! 치매 발병으로 이어지는 먹거리를 피하는 것이 최선이지만, 좋아해서 즐겨 먹거나, 일상적으로 먹을 기회가 많은 것들은 피하기 어려운 경우가 많다. 그럴 때에는 스트레스가 쌓이지 않는 범위 내에서 조심하도록 한다. 아예 '먹지 않겠다'고 정해 버리면, 그 역시 스트레스가 되어 오히려 뇌를 손상시킬 수 있기 때문이다.

건강에 해로운 것을 제한하는 것도 중요하지만 유해물질의 배출을 촉진하는 음식, 염증을 억제하는 음식, 뇌를 활성화시키는 음식을 적극적으로 섭취하는 것이 치매 예방을 위한 더 좋은 방법이다. 책 속에는 항목이 100가지나 있으므로 모두 실천하지 않아도 좋다. 한 가지만이라도 좋으니, 스트레스 없이 할 수 있는 것부터 기억해서 실천해 보기 바란다.

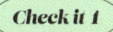

먹는 것이 곧 사는 것!
인지기능 저하는 구강 건강이 무너지는 것에서부터 시작된다.

최근 인지기능과 구강 환경의 관계가 주목을 받고 있다. '구강 쇠약(Oral frailty 구강 노화라고도 함)'이라는 단어가 있다는 사실을 알고 있는가? 구강 쇠약은 노화에 의해 구강 기능이 허약해지는 증상 중의 하나로, 음식을 씹고 삼키는 기능이 저하되거나 발음이 부정확해지는 등 구강 기능이 저하되는 상태를 말한다.

음식을 먹는 것은 뇌에 영양을 공급하기 위해 매우 중요한 일이고, 말을 하는 것(커뮤니케이션)도 인지기능과 깊이 관련되어 있다. 이런 기능들이 저하되어 버리면, 뇌는 영양 부족 상태에 빠지고, 뇌가 받는 자극도 줄어 들어, 인지기능은 계속 악화되어 간다.

최근에는, 잇몸에 염증을 일으키는 치주병이 치매 발병과 연관이 있는 것으로 밝혀져 구강 관리의 중요성이 재검토되고 있다. 치아에 통증이 없고, 잇몸이 붓는 일이 없더라도 정기적으로 치과 진료를 받아 입 속 건강 상태를 점검하는 것이 좋다.

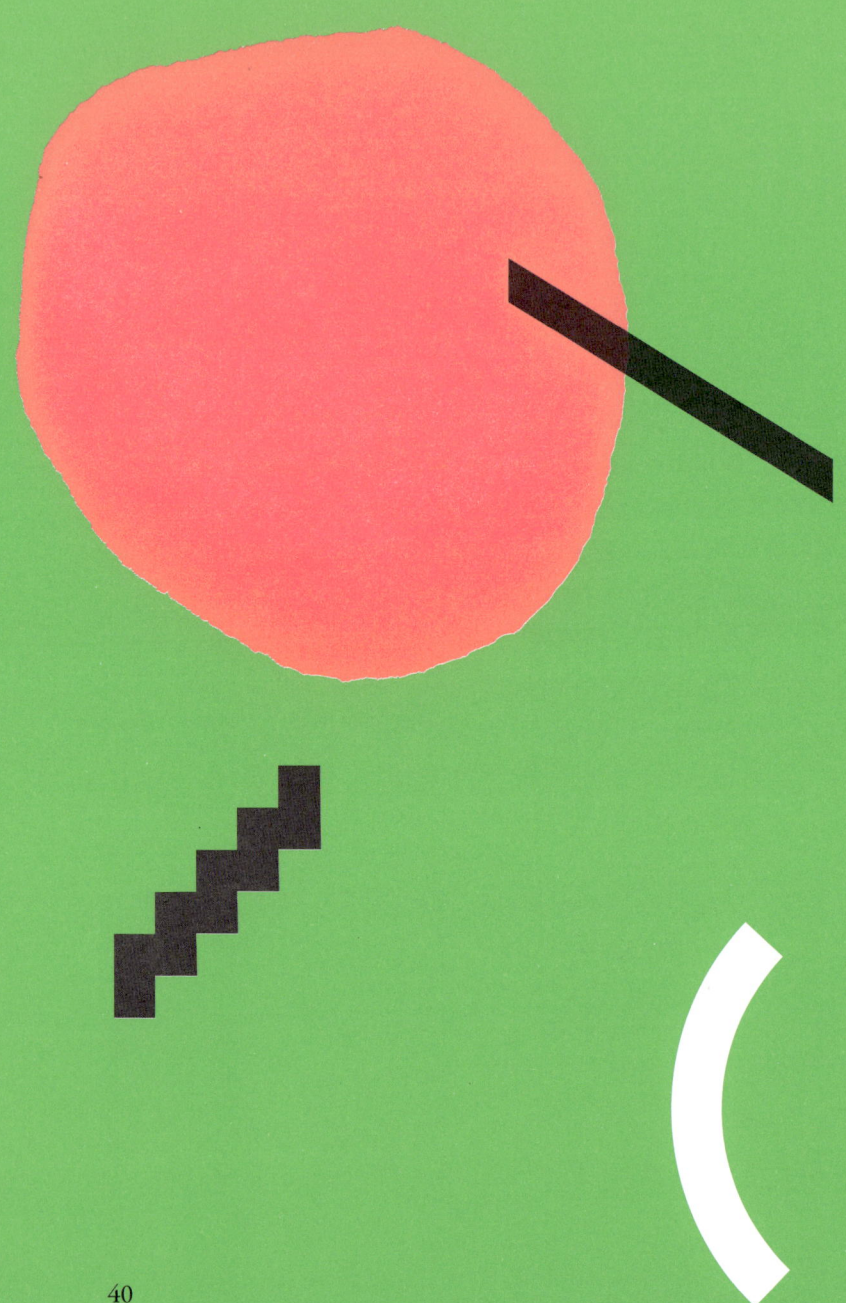

Part 1

치매를 예방하는
건강한 식사법 30

늙어가는 뇌와 젊어지는 뇌를
결정하는 것은 사소한 생활 습관

01

식사의 균형이 가장 중요하다
'무엇을 먹느냐'가 뇌의 위축과 직결된다.

치매에 걸리면 뇌의 측두엽, 해마, 전두엽이 위축되어 간다. 해마는 단기 기억에 관여하므로, 해마가 위축되면 가장 최근에 일어난 일 예를 들어, 한 시간 전에 식사를 한 것 등 몇 시간 전의 기억을 온전하게 유지하는 것이 어려워진다. 측두엽과 전두엽은 감정 조절에 관여하는데 이곳이 위축되면 화를 잘 내거나, 쉽게 짜증을 내기도 하여 주위 사람들과 자주 충돌하게 되면서 사회생활에 큰 지장을 초래하고 만다.

지금까지는 뇌의 위축 상태를 상세하게 알기 어려웠지만 요즘에는 MRI(자기공명영상장치) 촬영기술이 발전하면서 뇌의 영역별 위축을 진단할 수 있게 되었다. 심지어 신경세포가 밀집되어 있는 회백질(灰白質)과 미세한 혈관까지 영상화 할 수 있게 되었다. 이런 의료 기술의 발전에 의해 생활 습관과 뇌의 상관관계가 더욱 명확하게 밝혀졌다.

지금까지의 연구에서는 해마와 관련 있는 것은 등푸른 생선 등에 들어있는 오메가3계 지방산(EPA, DHA)과 운동뿐이라고 알려져 왔다. 하지만 최신 연구 보고에 따르면 영양의 균형이 잘 잡힌 질 좋은 식사가 뇌의 위축을 예방하는데 도움이 된다는 것을 시사하는 결과가 나와 화제를 모으고 있다.

네덜란드 에라스무스대학교의 메이케 베르노이(Meike W. Vernooij) 박사 연구팀은 치매에 걸리지 않은 건강한 고령자 4,213명을 대상으로 식사의 질을 평가하고, MRI영상으로 계산한 뇌의 부피와 라쿠나 경색(작은 혈관이 막힌 상태), 회백질의 이상 등과의 연관성을 조사하였다. 그 결과 채소, 과일, 견과류, 생선류 등 영양 균형이 잘 잡힌 질 좋은 식사를 하는 사람은 뇌 전체의 부피와 회백질의 부피, 해마의 부피가 큰 것으로 밝혀졌다.

치매 예방에 효과적인 여러 가지 식재료가 세간의 입에 오르내리고 있지만, 이 연구 보고에서 알 수 있는 사실은 영양 균형이 잡힌, 질 좋은 식사를 하는 것이 고령기의 인지기능 유지에 중요하다는 점이다. 좋은 식재료 각각에만 너무 의존하지 말고, 식사 전체의 균형을 맞추는 것에 더 신경을 쓰는 것이 좋다.

02

당질은 현명하게 먹는다
뇌의 진화를 촉진하는 것은 '전분'.

　최근 자주 논쟁이 되고 있는 주제 중의 하나가, 뇌의 에너지원은 밥(당질)과 고기(지질)중 어떤 것이 더 좋은가 하는 것이다. 현대인의 경우 서양에서는 밀, 동양에서는 백미를 통해 정제된 당질을 과잉 섭취하는 경향이 있다. 따라서 당질 섭취를 제한하고 단백질과 지질의 섭취량을 늘리는, 이른바 '당질 제한'이 치매 예방의 관점에서 보면 지금으로서는 우세하다. 참고로 모든 당질이 나쁘다고는 말할 수 없다.

　비만인구가 국민 총인구의 3분의 1을 웃도는 미국에서는 일본보다 먼저 당질 제한이 화제가 되었다. 그때 짐승과 물고기를 사냥하고, 나무 열매를 채집하던 시대의 사람이 먹던 음식을 참고한 '원시인 식단(Paleo diet 팔레오 다이어트, 구석기 시대에 존재하지 않았을 것으로 간주되는 음식(농작물)을 피하여 먹는 식단)'이 인기를 끌었다.

　내가 뉴욕을 방문했을 때 유니언스퀘어 근처에 있는 'Hu

Kitchen'이라는 팔레오 다이어트 레스토랑에서 식사를 한 적이 있다. 그곳은 카운터에서 먹고 싶은 것을 주문하는 델리 스타일로 운영되고 있었다. 채소 요리, 과일 스무디, 유기농 닭고기나 연어, 글루텐 프리의 곡류 같은 건강한 메뉴들 중에서 원하는 것을 선택하여 먹었다.

원시인 식단에 대한 과거의 연구 보고를 보면 '육류 섭취가 뇌의 발달에 관여하였다'고 생각할 수 있다고 나온다. 그러나 최근 들어, 스페인 바르셀로나 자치대학교의 카렌 하디(Karen Hardy) 박사 연구팀이 '전분(당질의 한 종류) 섭취와 아밀라아제(전분을 소화하는 효소) 유전자의 진화가 뇌의 발달에 크게 관여하였다'는 새로운 학설을 발표하여 주목을 받고 있다.

연구팀은 '전체 글루코스(당질)의 약 25%를 사람의 뇌가 소비하고 있다', '원시시대에도 감자와 고구마류, 씨앗, 과일, 견과류에서 전분을 섭취할 수 있었다', '불을 이용한 조리법으로 전분을 쉽게 소화할 수 있게 되었다', '사람의 아밀라아제 유전자는 다른 영장류보다 많다(타액에 들어있는 아밀라아제의 양이 많다)'는 점에 주목하여, 뇌가 혈액 속 글루코스를 최대 60%까지 대사(代謝)할 수 있도록 진화한 것은, 전분에 의존했기 때문이라고 미루어 생각했다.

육류도 중요하지만, 전분을 현명하게 먹는 것도 중요한 요소라고 할 수 있는 연구 결과이다.

03

맛있게, 즐겁게 먹는다
'식욕'은 노화방지의 열쇠.

　중년기는 비만으로 인해 생활습관병에 걸릴 위험이 높기 때문에 다이어트를 권장할 수 있지만, 고령기로 접어들면 상황이 역전되는 것 같다.

　호주 모나쉬대학교와 대만국방의료센터의 공동연구에 의하면, 고령기에 식욕이 왕성하여 잘 먹는 사람일수록 장수하는 경향이 있는 것으로 알려져 화제를 불러 모으고 있다. 연구팀은 1999년부터 9년 동안 대만에 사는 65세 이상의 고령자 1,856명을 추적조사하였다. 대상이 되는 고령자를 식욕이 낮은 그룹, 중간인 그룹, 높은 그룹의 세 개로 나누고 조사한 결과, 식욕이 낮은 그룹은 높은 그룹에 비해 사망률이 2배 이상 높은 것을 알 수 있었다.

　음식을 씹는 힘의 저하, 약의 부작용, 우울증(심리적 요인), 가족 상황(환경요인) 등도 영향을 미쳤지만, 이런 이유들을 제외하여도 식욕이 낮은 그룹의 사망률은 1.5배 높았다. 고령기에는 어떻게 식욕을 유지하느냐가 중요하니 자신이 원하고 좋아하는 것을 맛있게, 즐겁게 먹도록 하자.

04

자신에게 맞는 식사법을 찾는다
식사지도로 인지기능을 개선한다.

　　미국에서 비만이 급증한 최대 요인으로 꼽혀 도마에 올랐던 '밀'이, 셀리악병(글루텐에 대항하는 면역반응의 이상)과 치매 같은 질병과도 관계가 있는 것으로 밝혀졌다.

　　호주 모나쉬대학교의 그렉 옐란드(Greg Yelland) 박사 연구팀은 셀리악병 환자의 뇌에 '뇌안개(Brain fog)'라고 불리는, 집중력 저하와 단기 기억의 부정확 같은 증상(경도의 인지기능장애)이 종종 생기는 것에 주목하였다.

　　연구팀은 11명의 셀리악병 환자에게 글루텐 프리 식단(밀을 제거한 식단)을 섭취하도록 지도하고, 12주 후와 1년 후에 주의력, 운동기능, 인지 테스트 등의 검사를 실시하였다. 그 결과 셀리악병으로 인한 장(腸)의 이상증상이 개선되었고, 인지기능도 좋아졌다. 밀이 독은 아니지만, 체질에 맞지 않는 사람이 먹으면 크게 해가 될 수 있다는 것을 알 수 있는 결과이다. 자신의 체질에 맞는 음식을 먹는 것이 중요하다.

05

케톤체의 합성을 촉진한다
수명 연장과 인지기능 향상을 가져온다.

케톤체는 몸속에 쌓인 지방이나 중간사슬지방산(코코넛 오일, MCT 오일 등에 함유되어 있다)에서 합성되는 에너지원으로 비만 해소, 암 예방, 치매 예방, 면역질환의 개선 등에 도움이 되는 것으로 알려져 있다.

치매 예방에 당질 제한을 권장하는 것은 케톤체의 합성을 촉진하기 위해서이다. 우리 몸은 당질을 가장 우선적인 에너지원으로 이용하는데, 몸속의 당질을 모두 써 버리면 그때부터 케톤체의 합성이 시작된다. 바꿔 말하면 당질 제한식으로 케톤체 합성 효과를 볼 수 있게 되는 것이다. 이렇게 케톤체의 합성을 촉진하는 식사를 일컬어 '케톤체 생성성(生成性) 식사'라고 한다. 그렇지만 매일 당질을 제한하는 것에는 무리가 따를 수도 있다.

미국 캘리포니아의 버크노화연구소의 에릭 버딘(Eric Verdin) 박사 연구팀은 실험 쥐를 활용하여 식사와 케톤체의 혈중 농도와 인지기능 등과의 연관성을 조사하였다. 탄수화물 중심의 먹이⑴, 케톤체 생성성 먹이⑵, 고지방식, 주기적 케톤체 생성성 먹이, 주기적 고지방

먹이 등 5종류의 식사를 주고 비교 관찰하였다. 그 결과, '주기적 케톤체 생성성 먹이'를 먹은 실험 쥐의 건강 수명이 가장 많이 늘어났고, 인지기능도 향상되었다.

주기적 케톤체 생성성 먹이는 ⑴과 ⑵를 주 단위로 교대한 것으로, 인지기능 평가는 탄수화물 중심의 일반 먹이를 준 기간에 실시하였는데, 혈액 속에 케톤체가 확인되지 않아도 인지기능은 개선되었다.

이 실험을 통해 사람은 일 년에 몇 번만이라도 단식을 함으로써 건강효과를 얻을 수 있다는 것을 알 수 있다. 매일이 아니라도 일주일에 한 번, 한 달에 한 번 등의 정기적인 단식을 통해 주기적으로 케톤체의 합성을 촉진하면 그것만으로도 건강에 이로운 효과가 나타날 가능성이 있다.

케톤체 생성성 식사가 독감에 대항하는 예방효과도 있다는 것이, 미국 예일대학교 의과대학 이와사키 아키코(岩崎明子) 박사 연구팀에 의해 보고된 바도 있다. 연구팀은 실험 쥐에게 케톤체 생성성 먹이를 주고 독감 바이러스에 감염시킨 후 관찰했다.

그 결과 일반 먹이를 준 쥐보다 사망률이 유의미하게 낮아졌다. 쥐의 폐를 조사하였더니 감마 델타 T세포라는 면역세포가 증가하여 감염예방에 도움이 된 것으로 밝혀졌다. 이로써 케톤체 생성성 식사가 고령기의 건강을 지키는 열쇠가 된다는 것은 틀림없는 사실로 보인다.

06

저당질 다이어트를 실천한다
고혈당 상태는 뇌를 손상시킨다.

　세상에는 다양한 방법의 다이어트(체중 감량을 위한 식단 조절)가 시도되고 있다. 최근에는 '저당질 다이어트'가 인기를 끌고 있다. 다이어트는 오랫동안 지속할 수 있고, 체중관리가 쉬우며, 건강한 방법이라는 필요조건을 갖추어야 한다. 내가 권장하는 방법은 아침 식사로 코코넛 오일을 넣은 커피를 마시고, 주식의 양을 줄이는 저당질 다이어트이다. 이 방법이라면 일상생활을 하면서도 무리없이 실천할 수 있기 때문에 나를 찾아오는 환자분들에게도 권장하고 있다.

　코코넛 오일은 케톤체의 합성을 촉진하고, 알츠하이머병의 인지기능 개선에 효과가 있는 것으로 인정되어, 다이어트뿐만 아니라 뇌를 활성화하는 데에도 도움이 되는 식품이다. 당연히 그 인지도 역시 점점 높아지고 있다. 당질과 지질 중 어떤 것을 제한해야 감량효과가 높은지에 관한 논의는 지금까지 쭉 계속되어 왔지만, 확실하게 결론이 나지 않은 채 수십 년이 흘러가고 있는 중이다.

그런 가운데, 미국 하버드대학교의 디어드리 토비아스(Deirdre Tobias) 박사 연구팀은 저지방 다이어트와 저당질 다이어트의 장기적인 효과를 조사한 과거의 임상시험을 포괄적으로 정리하여 발표하였다.

53건의 임상시험(참가자 약 7만 명)으로 저지방 다이어트 또는 저당질 다이어트를 통해 체중감소 효과를 본 이들을 1년 이상 추적 조사한 결과, 저당질 다이어트에 의한 장기적인 체중감소 효과가 평균 1.1kg 더 우수하였다. 또한 저지방 다이어트에 의한 체중감소가 인정된 것은, 식습관을 전혀 바꾸지 않고 일반식을 유지한 사람과 비교했을 경우에만 해당된다는 것도 확인되었다. 토비어스 박사는 '저지방 다이어트가 장기적인 감량에 적합한 다이어트라는 과학적인 근거는 얻을 수 없었다'고 결론지었다.

이 연구로 저당질 다이어트가 가장 효과적인 방법이라는 결론을 얻은 것은 아니지만, 저지방 다이어트보다는 장기적인 체중감소 효과가 더 높다는 것을 시사하고 있다. 우리에게 밥(당질)을 제한하는 다이어트는 거부감이 생길 수 있지만, 미래에 걸릴지도 모르는 치매를 예방한다는 입장에서 보면 꽤나 효과적인 방법이라고 할 수 있다. 체중 감량 방법은 문화와 기호, 그리고 건강 상태 등을 모두 고려하여 생각하는 것이 좋다.

07

질 좋은 당질과 지질을 먹자
섭취 과다, 섭취 부족 모두 좋을 게 없다.

　내장지방은 인지기능 저하, 혈압 상승, 동맥 경화 등을 진행시킨다. 이런 내장지방을 줄이기 위해 선택하는 다이어트 방법으로는 앞에서 소개한 당질 또는 지질을 줄이는 2가지 유형이 대표적이다. 둘 중에 어떤 방법이 더 좋은지는 지금까지 결론이 나지 않았다. 그 이유는 개인의 기호나 체질에 따라 자신에게 적합한 방법이 달라지기 때문이다. 단, 당질과 지질 중 어느 쪽을 제한하더라도 양뿐만 아니라 질도 염두에 두어야 한다.

　이런 사실을 뒷받침하는 것이 노르웨이 베르겐대학교 비비안 베움(Vivian L. Veum) 박사 연구팀의 보고이다. 연구팀은 탄수화물(당질)과 지질의 비율이 아닌, 각각의 질과 내장지방과의 관계에 주목하였다. 실험은 체내에 내장지방이 쌓여 있는 남성 38명을 고탄수화물식 그룹(탄수화물 53%, 지질30%)과 고지방식 그룹(탄수화물 10%, 지질 73%)으로 나누어 12주간에 걸쳐 식사지도를 하였다.

　실험 중에는 트랜스지방산, 설탕, 첨가물이 들어있는 식품, 가공

정도가 높은 식품, 오메가6계 지방산이 많이 들어있는 식물성 기름은 섭취하지 않도록 하였다. 이런 식품들은 뇌는 물론이고 몸을 늙게 하는 이른바 '질 나쁜 식품'이 대부분이다. 그리고 채소, 베리류를 포함한 과일은 하루 500g 이상 먹게 하고, 기름은 버터와 코코넛 오일을, 설탕 대신 천연 유래 감미료인 에리트리톨과 스테비아를, 밀가루 대신 아몬드 파우더를 섭취하도록 하였다.

그 결과 두 그룹 모두 내장지방이 감소하였고, 혈당치와 중성지방 등의 수치가 개선되었다. 다만 딱 한 가지 다르게 나온 결과가 있다. 고지방식 그룹에서 콜레스테롤이 증가하는 경향을 보였다는 것이다. 두 그룹 모두 대사증후군은 개선되었기 때문에, 콜레스테롤 증가에 대해서는 신중하게 판단해야 한다고 베움 박사는 고찰하였다.

이 연구 보고는 지금까지 내가 주장해 왔던 '정제도가 높은 인공적인 먹거리가 몸과 마음을 손상시켜 병을 일으킨다'는 것을 잘 보여 주고 있다. 치매를 예방하기 위해서는 이런 음식을 가능한 한 피하는 것이 좋다.

08

오메가3와 오메가9을 섭취한다
지질은 균형과 질이 중요하다.

당질과 지질 섭취에 대해서는 미국의 식생활 지침 변천사를 보면 이해하기 쉬워진다. 현재 미국의 식생활 지침을 살펴보면 지질 섭취량을 하루 총 에너지 섭취량의 35% 이내로 제한하도록 권장하고 있다.

미국에서 저지방식을 권장하기 시작한 1980년 이후, 저지방과 무지방 식품이 인기를 끌면서 정제된 곡류나 첨가물이 들어있는 가공식품으로 칼로리를 섭취하는 경향이 생겼다. 그런데 그 이후의 연구에서 이런 식생활의 변화가 비만과 당뇨병의 증가를 재촉한 것으로 밝혀졌다.

미국에서는 1985년 이후부터 당뇨병 환자가 급격히 늘어나고 있다. 건강하기 위해 섭취량을 늘린 식물성 기름이나 당질이 결국 치매 발병의 위험을 높이는 비만이나 당뇨병 증가라는 결과로 나타난 것은 참으로 아이러니한 일이다. 지질 섭취량을 제한하는 것은 애초부터 과학적인 근거가 없다고 주장하는 연구자도 있다.

미국 터프츠대학교 다리우쉬 모자파리안(Dariush Mozaffarian) 박사와 보스턴아동병원의 데이비드 루트비히(David Ludwig) 박사는 발표된 미국의 식생활 지침에 관하여 '콜레스테롤의 섭취 제한을 철회한 것은 화제가 되고 있지만, 그보다 더 중요한 것은 지질 제한의 해제였다'고 지적하였다.

그들의 최신 논문에는 등푸른 생선에 함유되어 있는 오메가3계 지방산과 올리브 오일에 많은 오메가9계 지방산 등 건강한 지질이 풍부하게 함유되어 있는 식품을 더 많이 섭취하면, 심혈관 질환을 예방할 수 있다는 보고가 포함되어 있다. 또, 치즈와 버터 같은 동물성 지질이 풍부한 식품을 섭취해도 심혈관 질환 발병에 영향을 주지 않는다는 보고도 있다. 그와 동시에 저지방 육류와 기름을 넣지 않은 드레싱, 오븐에 구운 감자 등의 저지방 식품이 반드시 건강에 좋은 것만은 아니라고 지적하였다.

모자파리안 박사는 지질의 양이 아니라 질이 중요하다고 말한다. 또한, 비만을 예방하기 위해서는 채소와 과일, 통곡물, 견과류, 어패류, 콩류의 섭취를 늘리고, 육류와 설탕, 정제된 곡물의 섭취를 줄일 것을 권장하고 있다.

09

수렵채집생활에 답이 있다
골고루 먹어야 장이 튼튼해진다.

이 책에서 앞서 언급한 '치매를 예방하는 건강한 식사법 02(44쪽)'에서 이미 소개하였지만 원시인 식단, 즉 수렵채집 생활은 뇌를 활성화시키는 식사법의 하나라고 생각해도 좋다. 아프리카 탄자니아에서 수렵채집 생활을 하는 하드자(Hadza) 부족 사람들을 추적 및 관찰한 결과 자가면역 질환의 발병률이 낮았다. 이는 부족 사람들의 장내 세균총(장내 플로라) 종류가 아주 다양하다는 것을 그 요인으로 볼 수 있다고 했다.

장내 세균총은 면역에 관여하며, 크론병이나 궤양성 대장염과 같은 소화기질환, 비만이나 당뇨병, 자폐증, 아토피 피부염 등과도 관계가 있다. 장 속에 세균총이 다양하게 존재하면 이런 병들이 생길 위험이 낮아진다.

하드자 부족은 비가 내리는 우기에는 베리류의 과일과 꿀을 채집하고, 반대로 비가 내리지 않는 건기에는 사냥으로 잡은 동물을 먹는다. 미국 스탠퍼드대학교 의과대학의 저스틴 소넨버그(Justin L.

Sonnenburg) 박사 연구팀은 하드자 부족 188명의 분변 샘플 350개를 수집하여 분석했다.

그 결과 '날씬균'이라고 불리는 박테로이데스가 우기에는 약 70% 소실되지만, 건기가 되면 소실된 세균총의 약 80%가 재출현하는 것을 밝혀냈다. 또, 선진국 16개국 18명의 장내 세균총과 비교한 결과 하드자 부족의 장 속에는 박테로이데스를 비롯한 세균의 종류가 한 눈에 알 수 있을 정도로 다양하고 풍부하였다.

참고로, 박테로이데스는 식이섬유 등에서 짧은사슬지방산을 만들어 내는 세균류이다. 짧은사슬지방산은 장 속 유해 세균의 번식을 억제하는 작용을 한다.

연구팀은 하드자 부족의 장내 세균총이 다양한 이유는 계절마다 달라지는 식사 내용에 대응할 수 있는 소화능력과 연동되어 있을 것이라고 판단했다. 소넨버그 박사는 정백미와 설탕, 가공식품 같은 정제된 식품의 섭취량이 늘어나고, 식이섬유의 섭취량이 줄어든 결과 현대인은 장내 세균총의 다양성을 잃게 되었다고 지적하였다.

나는 제철 채소와 과일을 섭취할 것을 권장하곤 하는데, 소넨버그 박사의 발표는 이런 먹거리들이 다양한 장내 세균총을 유지하는 데에 도움이 된다는 것을 시사하는 연구 보고이다.

10

우리들의 토종식단이 좋다
서양식 식습관이 병을 키웠다!?

최근 일본에서는 도시인들과 젊은 층에서 유방암이 증가하는 경향을 보여 문제가 되고 있다. 그 원인으로 식생활의 변화를 지적하는 전문가도 있다. 구체적으로 말하자면, 아침 식사로 먹는 달콤한 빵과 요구르트, 점심식사로 먹는 파스타 등의 서양식 식습관과 단맛이 나는 과자와 음료수 등이 유방암을 늘리고 있다는 지적이다.

이런 사실을 뒷받침하는 것이 미국 보스턴의 브리검앤여성병원의 홀리 해리스(Holly R. Harris) 박사 연구팀의 다음과 같은 연구 보고이다. 연구팀은 간호사를 대상으로 한 건강조사에 참가한 4만5,204명의 여성을 대상으로, 고교 시절 및 성인기(27~44세)의 식생활에 관한 설문조사를 실시하여 염증을 일으키는 식품의 섭취 빈도와 유방암 발병과의 연관성을 검토하였다.

22년 간의 추적조사 중에 870명이 폐경 전에 유방암을 진단 받았고, 490명이 폐경 후에 유방암을 진단 받았다. 식사와의 연관성을 조사한 결과는 다음과 같다.

고교 시절에 채소 섭취량이 적었고 설탕이 들어간 음료, 다이어트 음료, 정제 곡류, 붉은 고기, 가공육, 마가린과 같은 염증을 일으키는 식재료의 섭취량이 많았던 여성은 폐경 전에 유방암이 발병할 위험률이 35% 높았다. 그리고 성인기에 같은 경향의 식사를 한 여성도 동일하게 폐경 전 유방암 발병 위험률이 41% 높은 것으로 밝혀졌다. 폐경 후에 발병한 유방암은 식사와의 연관성을 찾을 수 없었다.

이 연구 보고에서는 유방 내 유선이 발달하는 젊은 연령은 식생활이 유선의 발달에 영향을 미치기 쉽다고 지적한다. 최근 일본에서 젊은 층의 유방암이 급증하고 있는 것은 서구화된 식생활과 연관성이 있을 것이라는 의혹이 일고 있다.

염증성 식품은 유방암뿐 아니라 전신의 노화를 앞당기고, 미래에는 치매 발병 확률을 높일 수 있다. 일본인으로 태어난 이상 일본 사람들이 오랫동안 먹어온 토종 음식 즉, 염증을 억제하는 등푸른 생선, 미소(일본 된장)나 간장, 낫토와 같은 발효식품, 제철 채소와 해조류, 현미 등 정제되지 않은 곡류를 활용한 전통적인 식단을 가까이하도록 노력하는 게 바람직하다.

11

지중해식 식단의 효과를 누리자
식이섬유를 풍부하게 먹는다.

지중해 연안 지역의 전통적인 식생활을 도입한 '지중해식 식단'은 생활습관병을 예방하는 식사로써의 여러 가지 과학적인 근거를 가지고 있다. 치매도 생활습관병의 하나이기 때문에 지중해식 식단은 치매 예방식의 하나라고 보아도 좋다.

지중해식 식단의 어떤 점이 효과가 있을까? 올리브 오일, 지중해 지역에서 나는 채소와 과일, 신선한 어패류 등이 좋다는 여러 가지 가설이 있었다. 그렇지만 최근에 지중해식 식단으로 풍부하게 섭취할 수 있는 식이섬유에 건강효과가 있다는 연구 보고가 나와 화제를 불러 일으키고 있다.

이탈리아 나폴리대학교 미생물학과의 다닐로 에르콜리니(Danilo Ercolini) 교수 연구팀은 장내 세균총(장내 플로라)이 만드는 짧은사슬지방산에 주목하였다. 아세트산(초산), 프로피온산, 뷰티르산(낙산) 등을 포함하는 짧은사슬지방산은 장내 세균이 불용성 식이섬유를 발효시키는 과정에서 만들어지는 대사산물이다. 최신 연구에서 짧은사슬지방산이 항산화 작용과 항노화 작용을 하는 것으로도 밝혀져 주목을 받고 있다.

연구팀은 각각 떨어진 네 곳의 마을에 살고 있는 성인 153명의 일주일 동안의 식사 내용과 장내 세균, 변에 들어있는 짧은사슬지방산의 농도와의 연관성을 조사하였다.

그 결과 채소, 과일, 콩류 등 식물성 식품의 섭취량이 많은 사람의 변에서는 프레보텔라, 라크노스피라와 같은 세균이 검출되었다. 이런 균은 장 속에서 식이섬유를 분해하여, 짧은사슬지방산을 만들어내는 것으로 볼 수 있다. 한편, 동물성 단백질의 섭취가 많은 사람의 변에서는 루미노코쿠스라는 세균이 검출되었지만, 이 세균이 만들어내는 대사산물은 심장 질환의 요인이 되는 것으로 보고되었다.

지중해식 식단의 우수한 점 중의 하나가 채소와 과일, 콩류의 섭취라는 것은 의심할 여지가 없다. 어느 지역에 살더라도 채소와 콩류를 섭취하는 게 어려운 일은 아니라고 본다. 우리의 식생활을 조금만 바꾸면 누구라도 지중해식 식단을 실천하는 사람과 같은 수준의 장내 세균총과 짧은사슬지방산의 생성을 기대할 수 있다.

12

어렵지 않은 MIND 식단
알츠하이머병 예방에 효과가 있다.

건강을 위한 식사법에는 여러 가지 방법이 있다. 그중에도 강력한 과학적 근거가 있는 대표적인 식사법 두 가지를 꼽자면 다음과 같다. 생활습관병과 알츠하이머병 예방에 효과가 있다고 인정된 '지중해식 식단'과, 알츠하이머병의 위험인자인 고혈압을 예방하기 위해 고안된 'DASH(대시 Dietary Approaches to Stop Hypertension) 식단'이다.

미국 시카고에 있는 러시대학병원의 마사 클레어 모리스(Martha Clare Morris) 교수 연구팀은 이 두 가지 식사법의 장점을 도입한 'MIND(마인드 Mediterranean-DASH Intervention for Neurodegenerative Delay) 식단'을 고안하여, 시카고에 살고 있는 58~98세 남녀 923명을 대상으로 평균 4.5년 간의 추적조사를 실시하였다.

식사(지중해식 식단, DASH 식단, MIND 식단)와 알츠하이머 발병의 연관성을 탐색하였는데, 세 가지 식사법 모두 알츠하이머병 예방에 효과가 있는 것으로 나타났다. 그 중에서도 'MIND 식단'의 유효성이 가장 높아서, 이 식단을 엄격하게 실천한 고령자는 알츠하이머병의 발병 위험률이 53% 낮아졌으며, 적당하게 실천한 고령자일지라도 35%나 낮아졌다.

'MIND 식단'의 내용은 다음과 같다.

> ☐ 통곡물을 하루 3번 이상 섭취한다.
> ☐ 녹황색 채소를 일주일에 6번 이상 섭취한다.
> ☐ 통곡물과 녹황색 채소 외의 채소를 하루에 1번 이상 섭취한다.
> ☐ 견과류를 일주일에 5번 이상 섭취한다.
> ☐ 콩류를 일주일에 3번 이상 섭취한다.
> ☐ 베리류를 일주일에 2번 이상 섭취한다.
> ☐ 닭고기를 일주일에 2번 이상 섭취한다.
> ☐ 생선을 일주일에 1번 이상 섭취한다.

반대로 붉은 고기(소, 돼지, 양 등)는 일주일에 4번 이하, 패스트푸드 또는 튀긴 음식은 일주일에 1번 이하, 버터는 하루 1큰술 미만, 치즈는 일주일에 1번 이하, 단맛이 나는 디저트류는 일주일에 5번 이하로 제한하고 있다. 오일류는 올리브 오일을 추천하며, 알코올은 와인을 하루 300ml 이하로 마실 것을 권하고 있다.

특별한 식재료가 포함되어 있는 것도 아니기에 누구라도 실천하기 어렵지 않은 식단이다. 되도록이면 참고하기 바란다.

13

칼로리보다 영양을 챙긴다
숫자보다 균형에 주목할 것.

지금까지 확립된 영양학에서 동물의 수명을 늘리는 식사법은 칼로리 제한이라고 여겨져 왔다. 물고기부터 양서류, 포유류까지 동물이 섭취하는 칼로리를 70% 정도로 제한하면, 개체의 수명이 늘어나는 것으로 보고되었다.

세계적으로도 잘 알려져 있는 것으로는 히말라야 원숭이를 대상으로 한 칼로리 제한에 의한 연구 성과이다. 칼로리를 제한함으로써 동맥경화와 당뇨병, 암 등 노화에 의한 발병이 억제되어, 수명이 늘어났다는 연구 보고를 미국의 여러 연구소에서 발표하였다.

그 이후의 연구에서는 칼로리를 제한하는 방법으로 탄수화물(당질)을 제한하면, 지방이 연소하면서 몸속에서 케톤체가 합성되고, 이 현상이 수명 연장의 결과를 불러왔을 것이라는 견해가 주목받고 있다.

실제로 당질 제한 다이어트를 실천하고 있는 사람들 사이에서는, 당질을 제한하면 체중 감량에 성공할 수 있고 포도당 내성(혈액 속 포도당을 처리하여 혈당치를 정상적으로 유지하는 능력)이 개선되어 건강 상태가 좋아진다는 인식이 널리 퍼져 있다.

당질 제한에 대해 부정적인 의견도 있는 가운데, 영국 프림리파크병원의 아심 말로트라(Aseem Malhotra) 박사 연구팀은 심혈관 질환으로 인한 사망률을 줄이기 위해서는 칼로리를 계산하는 것보다 영양가를 생각하는 것이 효과적이라고 주장하였다.

연구팀이 과거의 역학 연구를 포괄적으로 재검토한 결과, 금연 등으로 생활 습관을 변화시키고 등푸른 생선에 많이 들어있는 오메가3계 지방산과 올리브 오일, 견과류 등을 섭취하는 것만으로도 단기간에 심혈관 질환의 위험을 낮추는 효과를 얻을 수 있다고 보고하였다.

섭취 칼로리가 강조되어 왔던 것은 식품업계와 다이어트 산업계가 체중 감량의 필요성을 과잉 선전한 결과라고 할 수 있다. 따라서 새롭게 발표되는 다양한 과학적인 근거와 견해를 토대로 한 식생활 평가 기준을 다시 생각해야 할 필요가 있다고 결론지었다.

건강하게 오래 살기 위해서는 칼로리가 아닌, 섭취하는 기름의 질이나 식품의 영양가에 더 관심을 가지는 것이 좋다.

14

술은 조금씩 즐겨도 괜찮다
적당한 음주는 도움, 과음은 금물.

세계에서 가장 장수한 사람으로 알려진 프랑스 여성 잔 루이즈 칼망(Jeanne Lousie Calment, 1875~1997)은 120세가 되던 생일에도 인지기능을 정상적으로 유지하고 있었다. "장수의 비결은 무엇입니까?"라는 질문에 "병들어 아프지 않은 것입니다"라고 대답한 일화는 유명하다.

칼망이 노년까지 끊지 않은 기호품은 초콜릿과 포트 와인, 그리고 담배이다. 과자를 좋아하는 사람과 애주가, 그리고 담배를 끊지 못하는 흡연자의 용기를 북돋는 이야기라고 할 수 있다.

나는 음주는 적당한 정도라면 문제없다고 생각하는 입장이다. 알코올과 사망 위험과의 관계를 조사한 흥미로운 연구 보고가 있다. 덴마크 코펜하겐대학교의 시네 베른슨(Sine Berntsen) 박사 연구팀은 알츠하이머병 환자 321명을 대상으로, 음주를 포함한 생활 습관을 3년간 추적조사 하였다.

그 결과 8%의 환자는 음주를 하지 않았고, 71%는 하루 1유닛(알코올로 환산하면 8g) 이하, 17%는 하루 2~3유닛(알코올 16~24g), 4%는 하루 3유닛(알코올 24g)을 초과하여 알코올을 섭취하였다.

조사기간 중에 53명이 사망하였는데, 음주량이 하루 2~3유닛인 그룹은 하루 1유닛 이하인 그룹에 비해 사망 위험이 77%나 낮았다. 또, 음주를 하지 않은 그룹과 하루 3유닛을 초과한 그룹의 사망률은 하루 1유닛 이하인 그룹의 사망률과 유의미한 차이를 보이지 않았다.

하루 2~3유닛의 알코올의 양을 보면 와인은 2~3잔, 맥주는 350~500ml, 청주는 90ml~180ml에 해당하는 양이다. 그 정도의 양이라면 마셔도 문제될 것이 없다는 결과이다.

단, 베른슨 박사는 적당한 음주를 하는 사람일수록 사회적인 상호관계를 활발하게 쌓아 거기에서 긍정적인 영향을 받은 사람이 많다고 보았다. 그렇기 때문에 단순히 알코올만의 효과라고는 말할 수 없다고 강조하였다. 어느 쪽이 되었건 음주를 적당히 즐기는 정도라면 문제될 것이 없다고 말할 수 있다.

15

콜레스테롤 섭취 가능
콜레스테롤이 부족하면 오히려 해롭다.

　예전에 동맥경화를 일으키는 요인으로 악당 취급을 받았던 콜레스테롤은 사실 관상동맥 질환에 의한 사망률과의 연관성을 뒷받침하는 과학적인 근거가 실증되지 않았다. 오히려, 뇌졸중을 예방하는 효과가 있고, 건강과 인지기능을 유지하기 위해 꼭 필요한 영양소인 것으로 밝혀졌다.

　일본의 후생노동성(우리나라의 보건복지부, 고용노동부, 여성가족부에 해당하는 행정기관)은 2015년에 발표한 일본인의 식사 섭취 기준에서 콜레스테롤 섭취 제한 목표치를 폐지하였다. 최신 연구 보고에 따르면, 콜레스테롤 섭취가 인지기능을 개선하는 효과가 있는 것으로 알려지면서 오히려 섭취해야 하는 영양소로써 주목받고 있다.

　이런 반전의 계기가 된 것이 동핀란드대학교의 유르키 비르타넨(Jyrki K. Virtanen) 박사 연구팀이 실시한 달걀과 식품으로 섭취하는 콜레스테롤(식사성 콜레스테롤이라고 한다. 콜레스테롤은 식품으로 섭취하기도 하지만, 체내에서 합성되기도 한다.) 과 인지기능의 관계에 관한 연구 보고이다.

연구팀은 인지기능에 장애가 없는 42~60세의 건강한 핀란드 남성 2,497명을 22년간 추적조사 하여, 달걀과 식사성 콜레스테롤의 섭취량과 치매 발병 위험과의 연관성을 조사하였다.

그 결과 달걀, 식사성 콜레스테롤의 섭취량, 두 가지 모두 치매 또는 알츠하이머병의 발병과 연관성이 없는 것으로 밝혀졌다. 더구나 대상자의 32.5%가 유전적으로 알츠하이머병의 발병 위험이 높은 '아포E4유전자'를 가진 사람들이었음에도 불구하고, 콜레스테롤 섭취량과 치매 발병 위험과의 사이에 연관성을 찾을 수 없었다.

그 이전까지는 아포E4유전자를 가진 사람은 식사성 콜레스테롤 섭취량의 영향을 크게 받아, 심혈관 질환이나 알츠하이머병의 발병으로 이어진다고 여겨져 왔는데 이것을 뒤집는 결과였다.

콜레스테롤은 신경세포의 세포막을 구성하는 주요성분이므로, 인지기능에 중요한 역할을 담당하는 영양소라고 할 수 있다. 부족하지 않도록 달걀이나 다른 식품으로부터 적당하게 섭취할 것을 권장한다.

16

영양보충제는 효과적으로 활용하자
근육량을 지켜주는 단백질을 주목한다.

영양보충제에 대해서는 장점과 단점의 양면을 보고하는 각각의 과학적인 근거가 있기 때문에 아직까지 결론을 내리지 못하고 있는 실정이다. 그런 가운데 단백질 보충제(프로테인)는 유익하다는 보고가 있다.

캐나다 맥마스터대학교 스튜어트 필립스(Stuart Phillips) 박사 연구팀은 유청 단백질 등이 사르코페니아(근력의 저하로 신체기능이 현저하게 약해진 상태, 근감소증)를 예방하는 효과가 있다고 밝혔다. 유청 단백질은 우유에 함유되어 있는 단백질로 요구르트의 유장(whey, 요구르트 윗부분에 뜨는 맑은 액체) 등에 들어있다.

연구팀은 70세 이상의 남성 49명을 두 개의 그룹으로 나누었다. 유청 단백질, 크레아티닌, 비타민D, 칼슘, 어유(생선기름)를 넣은 음료를 마신 A그룹과, 이런 것들을 넣지 않은 음료를 마신 B그룹이다. 두 그룹 모두 각각 6주간 음료를 섭취하고, 그 다음 6주간은 일주일에 2번의 근력 운동과 1번의 인터벌 트레이닝(유산소 운동)을 실시한 후, 피험자의 근육량과 근력을 측정하였다.

    결과는 뚜렷했다. A그룹은 음료를 마신 후 근육량과 근력이 증가하였다. 필립스 박사는 유청 단백질이 들어있는 음료를 마신 것만으로도 증가한 근육량이 같은 나이대의 남성이 아무것도 하지 않고 1년 동안에 잃어버리는 근육량과 비슷한 것에 주목했다. 고령기의 올바른 영양학적인 지도가 사르코페니아(근감소증) 예방에 효과가 있을 것으로 보았다.

    근육량이 감소하면 병들어 한 자리에 누워 있는 상태를 초래하고, 인지기능의 저하와도 직결된다. 고령기에 접어들어 식욕이 떨어졌을 때에는 단백질과 비타민D, 칼슘, 어유(생선기름)등이 포함된 보충제를 섭취할 것을 권장한다.

17

운동선수의 식사를 참고하자
저당질식을 택해도 지구력은 유지할 수 있다.

　스포츠 영양학에서는 트레이닝 전에 글리코겐(당질)을 많이 축적하는 '카보 로딩(Carbo-loading)'이라는 식사법을 자주 적용한다. 이 방법은 1960년대에 근육에 저장되어 있던 글리코겐이 운동을 할 때에 중요한 에너지원이 된다는 것이 밝혀진 후 널리 알려졌다. 현재 마라톤, 로드 레이싱(자전거), 크로스컨트리 스키처럼 강인한 지구력이 필요한 스포츠 트레이닝에서는 '카보 로딩'은 정석(定石)이 되어 있다.

　반면 당질의 과잉섭취로 인한 폐해가 지적되고 있는 지금, 테니스에서 그랜드 슬램을 달성한 노박 조코비치(Novak Djokovic) 선수가 글루텐 프리의 저당질 다이어트를 실천하고 있고, 축구 선수인 나가토모 유토(長友佑都)가 오일을 적극적으로 섭취하는 팻 어댑트(Fat adapt) 식사법을 퍼뜨리는 등 '카보 로딩'과 다른 의견도 등장하고 있다.

　이 선수들의 식생활을 뒷받침하는 것이 미국 오하이오주립대학교 제프 볼렉(Jeff S. Volek) 교수 연구팀의 연구 보고이다. 연구팀은 일류 운동선수 20명을 저탄수화물식 그룹(탄수화물 10%, 단백질 19%, 지질 70%)과 고탄수화물식 그룹(탄수화물 59%, 단백질 14%, 지질 25%)으로 나누어, 반 년 동안 영양지도를 실시했다. 그리고 반 년 후에 운동부하 검사에서 지방연소 효율과 탄수화물 연소 효율을 측정하였다.

그 결과 저탄수화물식 그룹의 지방연소 효율은 2.3%나 높았고, 운동에 필요한 에너지를 지방연소로 조달하는 비율도 높았으며, 더 좋은 경기내용과 기록을 달성할 수 있었던 것으로 밝혀졌다. 또 저탄수화물식을 실천할 때 우려되는, 근(筋)글리코겐(근육 속에 저장되어 있는 글리코겐)의 고갈도 보이지 않았다.

볼렉 교수는 근(筋)글리코겐을 스스로 합성했을 가능성이 있다는 의견을 내비쳤다. 앞으로 스포츠 영양학에서 당질과 지질의 섭취 비율이 재검토 될지도 모른다. 근육을 효율적으로 만들기 위해서는 여러 운동선수의 식사를 참고하면 도움이 될 수 있다.

18

밥은 마지막에 먹는다
식후 고혈당은 인지기능을 저하한다.

당뇨병이 치매를 일으킬 수 있다는 사실은 많이 알려져 있다. 그러나 당뇨병에 걸리지 않았어도 식후에 혈당치가 급격하게 상승하는 '식후 고혈당' 상태가 인지기능을 저하시킬 위험이 있다는 사실은 잘 알려지지 않았다.

식사로 당질을 섭취하면 혈당수치는 일시적으로 상승하고, 2~3시간 이내에 정상수치(110mg/dl 미만)로 돌아온다. 그러나 당질을 과잉섭취하거나, 인슐린(혈당수치를 내리는 호르몬)이 정상적으로 활동하지 않으면, 오랜 시간 동안 혈당수치가 내려가지 않은 상태 그대로 머물게 된다. 이런 상태를 식후 고혈당이라고 한다.

식후 고혈당과 인지기능 저하와의 연관성을 보여주는 것이 ARIC연구(미국에서 1만5,792명을 대상으로, 평균 15년간 추적 조사한 죽상동맥경화증(粥狀動脈硬化症)에 관한 코호트 연구)의 데이터를 기초로, 존스홉킨스대학교의 엘리자베스 셀빈(Elizabeth Selvin) 조교수 연구팀이 검토한 인지기능과 혈당 조절, 식후 고혈당에 관한 연구 보고이다.

연구에서는 혈당수치 검사의 하나인 '1.5- Anhydroglucitol(안하이드로글루시톨)'의 수치가 10μg/ml 이상과 미만인 2개의 그룹으로 나누고, 20년 후에 인지기능 저하의 정도를 비교하였다. 그 결과 식후에 혈당수치가 높았던 그룹은 20년 후에 인지능력이 저하될 위험률이 19% 상승하였다.

식후 고혈당을 얼마나 억제하느냐에 따라 당뇨병 예방뿐 아니라, 인지기능 저하의 예방으로도 이어진다는 사실이 밝혀진 것이다.

식후 고혈당을 억제하는 가장 간단한 방법은 먹는 순서를 바꾸는 것이다. 겨우 그런 방법뿐이냐고 생각할지도 모르지만, 채소와 고기, 생선 등 단백질 반찬을 먼저 먹고, 제일 마지막에 밥만 먹는 순서를 지킨다면 식후 혈당수치 상승을 완만하게 조절할 수 있다. 특히, 채소를 제일 먼저 먹는 '채소 퍼스트(first)'는 일본 내의 당뇨병 학회가 권장할 정도로 과학적인 근거가 있는 식사법이다.

먹는 순서를 바꾸는 것만으로도 인지기능 저하의 위험이 낮아지므로 꼭 실천해 보기 바란다. 다만, 음식을 빨리 먹는 습관이 있는 사람은 효과를 보기 어렵기 때문에 음식을 잘 씹어서 천천히 먹도록 주의를 기울일 필요가 있다.

19

간식은 낮에 먹는다
간식을 먹는 타이밍이 중요하다.

달콤한 디저트가 뇌를 멍하게 만드는 것은 디저트에 들어있는 당질이 혈당수치를 급격하게 상승시키기 때문이다. 단맛이 나는 디저트만 계속 먹으면 혈당수치를 내리는 인슐린의 기능이 나빠지는 '인슐린 저항성'이 생긴다. 그러면 당뇨병, 지방간, 치매와 같은 심각한 병을 일으킬 확률이 높아진다.

혈당수치를 올리는 대표적인 식재료인 설탕의 소비량은 가공식품의 보급과 함께 증가하였다. 그에 따라 당뇨병, 지방간, 치매의 발병도 급증하고 있다. 그럼에도 불구하고 달콤한 디저트를 먹을 때 느끼는 행복감을 포기하지 못하는 사람이 매우 많다. 그렇다고 해서 '먹으면 안 되는데…'라며 죄책감을 껴안고 먹는 것은 그다지 좋은 방법이 아니다.

건강에 나쁜 영향을 적게 주면서 간식을 먹을 수 있는 방법을 찾아보면 어떨까?

나고야대학 대학원의 오다 히로아키(小田裕昭) 조교수 연구팀은 단맛 나는 디저트를 낮 동안에 먹으면 인슐린 저항성이 쉽게 생기지 않을 가능성이 있다고 발표하였다.

연구팀은 쥐를 이용한 실험에서 자당(sucrose) 함량이 높은 식품을 낮에만 섭취하는 그룹(A), 자당 함량이 높은 식품을 24시간 자유롭게 섭취하는 그룹(B), 다당류 함량이 높은 식품을 낮에만 섭취하는 그룹(C), 다당류 함량이 높은 식품을 24시간 자유롭게 섭취하는 그룹(D)으로 나누고, 한 달이 지난 후 혈액 속의 지질과 간 속의 지방량을 조사하였다.

차이가 있는 것은 A그룹뿐이었는데 혈액 속 중성지방이 유의미하게 감소하였고, 간에 축적된 지방도 감소하였다. 참고로 다당류 함량이 높은 식품을 섭취한 두 그룹은 모두 지질대사에 차이를 보이지 않았다. 다시 말하면, 낮 동안에 자당(설탕)을 섭취하는 것이 지질대사의 개선에 영향을 미쳤다는 뜻이 된다.

이는 아마도 섭취 시간을 제한한 것과 연관성이 있을 것이다. 알츠하이머병의 최신 치료법인 '리코드법(ReCODE protocol)'에서도, 매일 12시간 이상 단식을 하라고 권한다. 먹지 않는 시간을 만드는 것은 지질대사뿐만이 아니라, 인지기능의 개선에도 도움이 될 가능성이 있다.

20

아침은 푸짐하게, 저녁은 간소하게
하루의 식사로 혈당수치를 조절한다.

　영국의 오래된 속담 중에 '살찌지 않으려면 아침은 왕처럼 먹고, 점심은 왕자처럼 먹고, 저녁은 거지처럼 먹어라'는 말이 있다. 이 속담은 당뇨병 환자의 혈당수치 조절에도 유효한 말이다. 이스라엘 텔아비브대학교 다니엘라 자쿠보비츠(Daniela Jakubowicz) 박사와 스웨덴 룬드대학교의 보 아렌(Bo Ahrén) 박사 연구팀은 당뇨병 환자 18명을 고칼로리 아침 식사·일반 칼로리 점심 식사·저칼로리 저녁 식사의 그룹(A), 저칼로리 아침 식사·일반 칼로리 점심 식사·고칼로리 저녁 식사의 그룹(B)로 나누고, 일주일 동안 그 식사를 계속하게 했다. 그리고 8일째 되는 날의 아침, 점심, 저녁 식사 전후에 혈당수치와 인슐린 분비를 조사하였다.

　그 결과 A그룹은 B그룹에 비해 식후 혈당수치가 평균 20% 낮았고, 인슐린 분비도 평균 20% 낮은 것을 알 수 있었다. 말 그대로 아침은 호화롭게, 저녁은 검소하게 먹는 것이 좋다는 것을 정확하게 보여주는 결과이다.

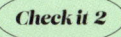

백해무익한 담배
지금 당장 그만둘 것!

이미 상식이 된 이야기이지만 담배는 뇌뿐만이 아니라 우리 몸 전체의 건강을 해롭게 한다. COPD(만성 폐쇄성 폐질환), 암, 동맥경화에 의한 심근경색과 뇌졸중, 위궤양과 같은 생활습관병과도 연관이 있지만, 알츠하이머병을 일으키는 큰 요인이 되기도 한다. 담배가 건강에 해를 끼치는 이유는 명백한데, 담배에 들어있는 니코틴과 일산화탄소가 우리 몸 전체의 혈관을 손상시키기 때문이다. 현재 흡연자라면 지금 당장 금연하기를 권한다.

최근 유행하고 있는 전자담배는 어떨까? 등장한 지 얼마되지 않았으므로 알츠하이머병과의 연관성에 관한 데이터는 아직 없다. 그러나 인지기능이 저하될 수 있는 위험성을 생각한다면 전자담배 역시 피지 않는 것이 현명한 방법이다.

담배에 의한 니코틴 의존증은 병으로 인정되고 있으므로, 조건에 부합되면 건강보험을 적용하여 금연 치료를 받을 수 있다.

※한국도 건강보험공단이 금연 치료를 지원하고 있다.

21

고단백질의 아침 식사가 좋다
아침 식사를 거르면 단 음식이 먹고 싶어진다.

아침 식사를 하지 않으면, 점심 식사나 저녁 식사를 '허겁지겁 급하게' 먹기 쉬운데, 최근의 연구에서 그 메커니즘이 밝혀졌다.

미국 미주리대학교 의과대학 헤더 호어텔(Heather A. Hoertel) 박사 연구팀은 건강한 여성 20명을 아침 식사를 거르는 그룹(A), 저단백 아침 식사를 하는 그룹(B), 고단백 아침 식사를 하는 그룹(C)으로 나누고, 각각의 아침 식사를 6일간 계속하게 했다. 7일째의 아침 식사 후에 단 음식이나 고지방식이 어느 정도로 먹고 싶은 지 질문하였다. 이때 혈액 속 도파민의 대사산물도 측정하였다. 도파민은 욕구가 충족되었을 때 느끼는 쾌감에 의해 분비되는, 기호품에 대한 욕구를 지배하는 호르몬이다.

실험 결과, 아침 식사를 한 두 그룹(B, C)은 단 음식에 대한 욕구가 극적으로 저하되었다. 또, 고단백 아침 식사를 한 C그룹은 고지방 식품에 대한 욕망을 억제하는 작용이 일어났다. 비만을 예방하기 위해서는 단백질이 풍부한 아침 식사를 하는 게 좋다.

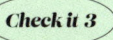

사회적 소통을 이어가자

뇌를 젊게 만드는 활력소

2020년에 신종 코로나 바이러스 감염증(COVID-19)이 만연하면서 감염을 막기 위해 외출이나 모임의 자제를 독려하는 움직임이 계속되었다. 따라서 다른 사람을 만나는 일이나 외출을 스스로 자제하는 사람도 많이 늘었다. 감염 예방이라는 의미에서는 바람직한 일이지만, 다른 사람을 만나는 기회가 줄어들면 인지기능의 저하를 부르는 결과를 낳게 된다. 은둔형 외톨이 생활로 인한 치매 발병 증가가 우려되는 것이다.

사실, 뇌가 가장 활성화되는 상태는 다른 사람과 커뮤니케이션을 할 때라고 알려져 있고, 그런 사실을 뒷받침하는 연구 보고는 여러 편 있다.

네덜란드의 암스테르담자유대학교 의료센터 정신과에서 실시한 연구에 의하면 혼자 살거나, 결혼하지 않고, 가족이나 친구와 활발한 교류가 없어 고독감을 느끼는 사람은 그렇지 않은 사람에 비해 치매 발병률이 2.4배나 높은 것으로 밝혀졌다.

가족이나 친구와 직접 만나서 이야기할 수 없을 때에는 전화나 영상 통화 등을 활용하여서라도 다른 이들과 소통을 하는 것이 좋다.

22

식이섬유로 숙면을 이끈다
숙면할 수 있느냐 없느냐는 저녁 식사에 달렸다.

잠자는 시간은 뇌를 청소하는 시간이다. 잠들지 못하고 계속 깨어 있으면 뇌의 노화는 가속화된다. 그러니 치매를 예방하기 위해서 잠을 자는 것은 매우 중요하다. 또, 수면은 시간뿐 아니라 질(質)도 고려해야 한다. 수면 시간이 충분해도 질이 나쁘다면 건강효과를 기대하기 어렵다.

개인적인 경험으로 미루어 보아도 저녁 식사의 내용이 수면의 질에 영향을 준다고 생각하고 있었는데, 미국 컬럼비아대학교 마리 피에르 생 통주(Marie-Pierre St-Onge) 박사 연구팀이 발표한 「저녁 식사에 포함된 식이섬유와 포화지방산, 당질의 양이 수면의 질에 영향을 미친다」는 연구 보고를 읽고 그 이유를 이해할 수 있었다.

연구팀은 표준 체중의 성인남녀 26명(평균 연령35세)을 대상으로 당질과 지방산, 식이섬유 등의 양을 관리한 식사를 4일간 계속하게 하는 한편, 3일째에는 수면다원검사(PSG)를 실시하여 객관적인 수면 데이터를 측정하였다. 그 기간 동안의 하루 평균 수면시간은 7시간 35분이었다.

 5일째에는 먹고 싶은 음식을 마음대로 먹게 한 후, 3일째와 같은 방법으로 수면 데이터를 측정하고, 이틀(3일째, 5일째) 치 수면의 질과 비교 검토하였다. 그 결과 식이섬유의 섭취량이 많으면 질 좋은 수면을 할 수 있는 것으로 밝혀졌다.

 반면 포화지방산이나 당질 섭취가 많으면 수면의 질이 나빠지는 것도 알 수 있었다. 특히 당질을 많이 섭취한 경우에는 잠을 자는 도중에 깨어나는 회수가 많았고, 전체적으로 질 좋은 수면이라고 할 수 없었다.

 잠을 푹 자려면 식이섬유가 풍부하고, 기름지지 않으며, 당질이 적은 음식으로 저녁 식사를 할 것을 권한다. 특히 밤 늦게 식사를 한다면 밥이나 빵, 국수와 같은 주식을 피하고, 두부처럼 단백질이 풍부한 식물성 식품 위주로 먹는 것이 좋다.

23

스트레스는 단 음식을 부른다
단 음식을 끊고 싶다면 나만의 스트레스 해소법을 찾자.

사람이 기아(飢餓)를 경험하거나 과도하게 스트레스를 받았을 때 단 음식에 대한 욕구가 강해진다는 것은 지금까지의 여러 연구로 잘 알려져 있다. 아이치현(愛知県)에 있는 생리학 연구소의 미노코시 야스히코(箕越靖彦) 박사 연구팀이 그 메커니즘을 설명하는 연구 결과를 발표하였다.

뇌의 시상하부에 있는 'CRH뉴런' 즉, 스트레스에 반응하는 신경세포가 활성화하면 동물은 지방이 아닌 탄수화물을 선택한다는 결과가 쥐를 이용한 실험으로 밝혀졌다.

연구팀은 실험 쥐에게 기아 상태의 스트레스를 주기 위해서 굶긴 후, CRH뉴런이 활성화했을 때에 지방식과 탄수화물식 중 어느 것을 선택하는지 조사하였다. 그 결과 굶주린 쥐는 탄수화물식을 선택하였다. 또, 실험 쥐에게 유전자 조작을 실시하여 CRH뉴런을 활성화시키는 효소가 항상 작용하도록 하였더니 기아 상태가 아닐 때에도 탄수화물을 선택하여 비만이 되어버렸다.

반대로 CRH뉴런을 활성화하는 효소를 억제하였더니 기아 상태일 때에도 탄수화물식을 선택하지 않고, 지방식을 선택하였다.

이번 연구 보고에서 탄수화물 욕구를 일으키는 뉴런이 특정되었다. CRH뉴런은 스트레스를 느꼈을 때 항 스트레스 호르몬인 코르티솔의 분비를 촉진하는 신경세포이다. 기아 상태나 스트레스를 받은 상태에서 에너지원으로 이용하기 쉬운 탄수화물(당질)을 원하는 것은 아마도 생존에 유리할 것이라는 생물학적 선택이 영향을 미쳤을 것으로 보인다.

스트레스가 없는 실험 쥐는 지방식을 선택하여 치매 예방에 도움이 되는 케톤체를 간에서 합성하는 케톤 체질이 되었고, 스트레스를 받은 실험 쥐는 탄수화물식을 선택하여 뇌를 손상시키는 당질을 에너지원으로 이용하는 당질 체질이 되었다.

뇌를 멍하게 만들지 않기 위해서 평소에 케톤 체질을 유지하는 것이 좋다는 것은 명백한 사실이다. 탄수화물(당질)에 대한 욕구를 억제하고 지방식을 선택하려면, 먼저 스트레스를 줄이는 것이 중요하다.

24

생활 속 위험한 간식 줄이기
TV를 보면서 먹는 감자칩은 다른 음식으로!

소파에 편하게 누워 한 손에 감자칩 봉지를 들고 텔레비전을 보는 것이 최고의 휴식법이라고 생각하는 사람이 있다면 치매에 걸릴 확률이 높으므로 주의가 필요하다.

감자칩은 뇌의 염증을 부르는 오메가6계 지방산이나, 트랜스지방산이 잔뜩 들어있는 데다가, 텔레비전 시청 시간이 긴 사람일수록 생활습관병에 걸리기 쉽다는 연구 보고도 있다. 두 가지 모두 뇌와 몸을 손상시키는 것은 명백한 사실이다.

다음과 같은 연구 보고도 있다. 캐나다 브리티시컬럼비아대학교의 샌조이 고쉬(Sanjoy Ghosh) 박사 연구팀은 실험 쥐에게 오메가6계 지방산을 다량 섭취하게 하자 행동이 나태해지는 것에 주목했다. 그래서 유럽 21개국의 여성을 대상으로 불포화 지방산의 섭취량과 평균 텔레비전 시청 시간, 당뇨병과의 연관성을 조사하였다.

그 결과 오메가6계 지방산의 섭취량이 많은 10대 초반의 여성은 텔레비전 시청 시간이 높은 경향을 보였다. 바꿔 말하면 오메가 6계 지방산이 풍부한 감자칩은 위험한 간식이라고 할 수 있다.

> Check it 4
>
> ## 스트레스를 멀리하자
> **스트레스로 인한 뇌 손상은 상상 이상으로 크다**
>
> 미국 존스홉킨스대학교의 연구에 의하면 스트레스가 뇌를 크게 손상시켜 치매 발병률을 높이는 것으로 알려졌다. 연구 보고를 살펴보면 혈액 속의 코르티솔(스트레스를 느꼈을 때 분비되는 호르몬)의 농도가 높은 사람은 코르티솔 수치가 정상인 사람보다 기억력과 사고력 테스트에서 낮은 점수를 받았다.
> 심지어 혈액 속 코르티솔 농도가 높은 사람은 뇌가 위축되어 있다는 사실도 밝혀졌다. 이런 경향은 남성보다 여성에게 현저하게 나타났다. 이 검사에서 어느 정도의 스트레스가 얼마나 지속되었는 지는 확인할 수 없었지만, 스트레스를 많이 받은 사람일수록 뇌의 손상도 커서 인지기능이 저하되기 쉬운 것은 명백한 사실로 밝혀졌다.
> 자신이 싫다고 생각하는 일은 가능한 한 멀리하여 스트레스가 쌓이지 않도록 하는 것이 좋다.

25

칼슘 섭취는 식사로 한다
고령기의 칼슘 부족은 식품으로 보충하자.

하루 세끼 챙겨 먹는 것이 귀찮아서 식사 대신 보충제를 먹고 있지는 않은가?

식사를 할 수 없을 때 부족한 영양을 보충하는 정도라면 괜찮지만 보충제를 섭취했으므로 식사를 소홀히 해도 되는 것은 아니다. 실제로 질병 예방에 도움이 되는 영양소를 보충제로 섭취하는 것에 경종을 울리는 연구자도 있다.

스웨덴 예테보리대학교 정신신경역학분야의 위르겐 커언(Jürgen Kern) 박사 연구팀은 치매에 걸리지 않은 70~92세 여성 700명을 대상으로 5년간의 추적 조사를 실시하여, 칼슘 보충제와 치매 발병률과의 연관성에 대해 조사하였다.

관찰기간 중에 치매가 발병한 59명을 역학조사한 결과, 칼슘 보충제를 섭취하지 않은 그룹에서는 602명 중 45명(7.5%)이 발병한 것에 비해, 칼슘 보충제를 섭취한 그룹에서는 98명 중 14명(14.3%)이 발병한 것으로 나타났다. 칼슘 보충제를 섭취한 그룹이 그렇지 않은 그룹보다 치매 발병률이 약 2배 높은 것으로 밝혀졌다.

또 뇌졸중 병력이 있는 108명에 한정하여 조사한 결과 치매 발병률이 무려 6.77배까지 상승하였다. 커언 박사는 칼슘 보충제 섭취로 혈액 속의 칼슘 농도가 상승하였고, 이로 인해 뇌의 병변부(病變部)에서 혈액이 쉽게 응고되거나 신경세포가 쉽게 괴사했을 것이라고 추찰하였다.

칼슘 등의 미네랄은 과잉 섭취하면 몸속에 축적되어 오히려 해를 끼친다. 이런 현상은 비타민A, 비타민D, 비타민E, 비타민K 등의 지용성 비타민도 마찬가지이다. 모든 것은 과하면 독이 된다. 미네랄이나 지용성 비타민을 보충제로 섭취할 때에는 과잉 섭취하지 않도록 주의하는 것이 좋다.

칼슘은 식사로 섭취하는 것이 가장 안전하다.

26

가공식품 대신 자연식품
인공적인 먹거리가 뇌를 멍하게 한다.

현대인의 식생활은 무척 편리해졌다. 바쁜 현대인들을 위해 24시간 열려 있는 가게가 있고, 오래 보존할 수 있는 가공식품이나 도시락 등을 언제라도 살 수 있는 환경은 매우 고마운 일일지도 모른다. 하지만 그 이면에는 이런 편리한 식생활이 우리들의 뇌를 늙게 하고, 우리를 알츠하이머병으로 쉽게 이끌어간다는 사실도 알아야 한다.

가공식품은 고도로 가공된 식품의 대표 주자이다. 오랜 기간 보존이 가능한 인공적인 음식이며, 여러 가지 식품첨가물이 들어가 있다. 식품첨가물은 안전하게 사용할 수 있는 양이 정해져 있으므로 안심할 수 있다고 하지만 그 데이터는 동물 실험을 기초로 하여 만든 것이다. 더구나 섭취 허용량은 식품첨가물을 하나씩 따로 계산한 것으로 여러 종류의 식품첨가물을 한꺼번에 섭취할 경우 우리 몸이 입게 될 위험은 알 수 없다. 또, 과당포도당액당(206쪽 참조)이나 트랜스지방산 등 뇌의 염증을 촉진하는 위험한 식품첨가물이 사용되고 있고 발암성 물질도 적은 양이라면 문제없다는 명목 하에 허용되고 있으므로 안심할 수 있다고 단언할 수 없다.

가공식품을 완전히 피하는 것은 현실적으로 불가능하다. 적어도 뇌가 받는 손상을 생각해서 셀 수 없을 정도로 많은 식품첨가물이 사용된 위험한 가공식품은 가능한 한 피하는 것이 좋다.

위험한 가공식품인지 아닌지를 구분하는 방법으로는 식품 포장지에 표시되어 있는 원재료를 확인해 보는 것이다. 원재료는 식품에 들어간 분량이 많은 순서대로 표기되어 있고 식품첨가물의 내용도 확인할 수 있다. 과당포도당액당, 식물성 유지, 정제가공유지, 마가린, 아질산나트륨, 아황산나트륨 등이 들어있는 식품이라면 치매나 암을 일으킬 위험이 있다. 이런 식품첨가물이 들어있는 가공식품은 가능한 멀리하는 것이 좋다.

27

손수 요리하자
요리는 두뇌를 훈련시키고 가정식은
치매를 예방한다.

가공식품을 멀리하면 자연스럽게 직접 요리하게 된다. 손수 밥을 지어먹는 것은 일석이조의 효과를 볼 수 있다. 한 가지는 '먹는 두뇌 트레이닝'이다. 뇌를 활성화시키는 식재료를 먹음으로써 얻는 효과를 말한다.

식품 중에는 항염증 작용이나 항산화 작용, 디톡스 작용을 하는 것이 있기 때문에 치매 예방에 효과적인 식재료를 찾기 쉽다. 스스로 요리하면 이런 식재료를 매일 식사에 활용할 수 있다. 구체적으로 어떤 식재료를 고르는 것이 좋은지는 이 책의 Part2 '치매를 예방하는 음식 35'의 내용을 참고하면 된다. 말 그대로 '먹는 두뇌 트레이닝'이다.

요리 역시 머리를 사용하는 활동으로써 두뇌 트레이닝이다. 요리하는 과정을 떠올려 보라. 먼저 냉장고에 들어있는 식재료를 확인하고, 어떤 음식을 만들지 결정한 후, 부족한 식재료를 구입하는 등 일의 순서를 생각하고, 장을 보러 간다. 그 다음에는 조리를 하고, 음식을 모양 내어 그릇에 담고, 테이블 세팅을 하는 등 생각해야 할 것들이 산더미이다.

메뉴를 짜거나, 장을 보는 일 등은 뇌가 일하도록 만드는 데다가 몸도 움직이게 한다. 조리를 할 때에는 물을 끓이면서 재료를 썰거나, 밥을 지으면서 반찬을 만들고, 요리 중에 사용한 조리도구를 세척하는 등 동시에 여러 가지 순서로 일을 처리해 나가야 한다. 이른바 뇌가 풀가동 되는 것이다. 또, 부엌칼을 사용하거나 식재료를 볶는 것처럼 조리는 손을 움직이는 작업의 연속이다. 이렇게 손을 움직이는 동작으로도 두뇌 트레이닝을 할 수 있다.

매 끼니를 간편식으로 때우면 이런 두뇌 트레이닝을 체험할 수 없다. 게다가 가공식품으로 인한 두뇌 손상까지 염려된다. 요리가 서툰 사람이라면 밥 위에 간단하게 다른 재료를 올려 먹는 덮밥류, 파와 같은 향신 채소로 만든 고명을 듬뿍 올린 냉두부, 손질한 채소에 드레싱을 뿌려 버무려 먹는 샐러드처럼 간단한 것부터 시작해 보면 어떨까? 요리하는 즐거움에 눈 뜨게 된다면 그것만으로도 충분하다.

28

꼭꼭 씹어서 먹는다
많이 씹을수록 뇌에 자극이 된다.

　최근에 음식을 씹는 행동과 인지기능의 관계를 알려주는 연구보고가 여러 편 발표되었다. 그중에는 잘 씹어서 먹는 행동이 두뇌를 훈련시킨다고 주장하는 연구자도 있을 정도이다. 나이가 들면서 씹는 힘이 약해지면 인지기능도 저하된다는 것을 뒷받침하는 연구보고는 이미 많다. 씹는 힘의 저하가 인지기능의 저하로 이어지는 것에는 두 가지 이유를 생각해 볼 수 있다.

　첫 번째는 씹는 힘이 저하되면 뇌로 가는 혈류가 감소해버리는 것이다. 치매 진단에 사용되는 SPECT(스펙트)검사는 뇌의 혈류 상태를 조사하는 검사일 정도로, 뇌의 혈류상태와 인지기능은 깊은 관계가 있다. 따라서 뇌의 혈류감소는 인지기능의 저하로 직결된다.

　두 번째는 씹는 힘의 저하로 인한 영양상태의 악화이다. 씹는 힘이 약해지면 딱딱한 음식을 잘게 씹을 수 없게 되고, 많은 양의 음식을 먹을 수 없게 된다. 따라서 식욕 감소를 일으키기 때문에 영양부족 상태에 빠져버리고 만다.

뇌가 일하도록 하거나, 몸을 움직이고, 몸속의 세포를 만들기 위해서는 반드시 식사를 통해 영양을 섭취해야 한다. 필요한 영양을 제대로 섭취하지 못하면 뇌는 연료가 부족한 상태에 빠져 인지기능이 저하되어 버린다. 또, 근육이 감소하여 체력이 떨어지는데다가, 면역기능도 저하되어 감염병에 쉽게 걸린다.

잘 씹어서 맛있게 식사를 하는 것은 치매 예방뿐만이 아니라 건강하게 오래 살기 위해서 꼭 해야 하는 중요한 행동이다. 반면 음식을 빨리 먹는 습관이 있는 사람은 씹는 행동을 의식하면서 천천히 식사를 하는 것이 좋다.

잘 씹기 위해서는 튼튼한 치아와 턱이 필요하다. 나이가 들어 '치아가 빠져 없어지는' 일이 생기지 않도록 젊을 때부터 정기적으로 치과 진료를 받아서, 충치나 치주병이 없는지 확인해야 한다. 식사 후에는 반드시 이를 닦는 것 같은 기본적인 구강 관리에 신경 쓰는 게 무엇보다 중요하다.

29

다른 사람과 함께 식사한다
대화가 있는 식사는 치매 예방에 효과적.

　평소 혼자서 식사를 하고 있지는 않은가? 혼자 살고 있다면 어쩔 수 없지만, 가족과 같이 살고 있다면 가능한 한 함께 식사를 하는 것이 좋다. 뇌가 가장 활성화될 때는 다른 사람과 함께 식사를 하거나, 대화를 하는 등의 다양한 소통을 하고 있을 때이다. 여러가지 사회적 소통이 뇌의 노화를 방지한다는 것은 다양한 연구를 통하여 밝혀졌고, 치매 예방의 키워드가 될 정도로 중요하다.

　다른 사람을 만나 이야기하는 것은 가장 효과적인 두뇌 트레이닝이라고 할 수 있다. 대화를 하고 있는 동안에는 상대방을 즐겁고 기쁘게 만들어야 하고, 또 상대방이 불쾌한 기분이 들지 않도록 해야 하는 등 무의식적으로 여러 가지를 생각하게 된다. 대화뿐만이 아니라 상대방의 표정이나 목소리의 톤을 파악하여, 대답할 말을 재빠르게 생각해내야 하기 때문에 뇌는 열심히 움직일 수밖에 없다.

　혼자서 하는 식사에는 대화가 없다. 모처럼 하는 맛있는 식사라면 가족과 함께 먹고 싶은 것이 당연하다. 가족의 생활리듬이 각자 다르거나, 혼자 살고 있는 경우라면 휴일에 다른 사람과 함께 하는 식사 자리를 만들어 보는 것도 좋은 방법이다. 집에서 요리하여 먹는 것이 가장 이상적이지만, 외식을 해도 좋다. 식사를 하면서 즐겁게 대화하는 것이 가장 중요한 목표이니까.

한 가지 주의해야 할 점은 같이 식사를 할 상대방은 자신이 좋아하는 사람이거나 만나서 즐거운 사람이어야 한다는 것이다. 대화를 나누면 오히려 기분이 나빠지는 사람과의 식사는 거절하는 것이 좋다. 즐겁지 않은 식사를 하면 스트레스가 쌓인다. 그런 스트레스가 뇌를 손상시키기 때문에 두뇌 트레이닝은 고사하고 오히려 뇌를 멍하게 만들어 버릴 수 있다.

뇌를 활성화시키는 것은 맛있는 식사를 즐겁게 함께할 수 있는 사람과의 소통이다. 스트레스로 가득한 인간관계는 계속 이어 나갈 필요가 없으며, 오히려 빨리 정리하는 것이 좋다.

30

아동기 영양 상태의 중요성
아침밥을 먹으면 성적이 오른다!?

사실 아동기 영양 상태에 문제가 있었다면, 중장년기 이후 비만이나 당뇨병, 치매 같은 생활습관병을 일으킬 가능성이 있다. 최근에는 학교 급식의 올바른 형태를 재검토하는 지역이 늘어나고 있는데, 이는 매우 바람직한 현상이라고 생각한다.

아동기의 식사는 매우 중요하다. 영국 카디프대학교의 한나 리틀콧(Hannah Littlecott) 박사 연구팀은 9~11세의 초등학생 5,000명을 대상으로 아침 식사의 질과 양이 학업성적이나 인지기능에 어떤 영향을 주는지 검토하였다. 그 결과 아침 식사를 하는 학생은 하지 않는 학생에 비해 평균 이상의 성적을 달성할 확률이 2배 이상이나 높게 나왔다.

그런가 하면, 아침 식사로 과자나 감자칩 등을 먹는 어린이가 5명 중 1명인 것으로 밝혀졌다. 아침 식사를 하는 것이 좋다는 사실은 틀림없지만, 아무거나 먹어도 좋다는 의미는 아니므로 식사의 질을 고려하는 것이 좋다.

Check it 5

적당히 몸을 움직이자
운동이 뇌를 활성화한다

운동이 치매예방에 효과가 있다는 것을 뒷받침하는 연구 보고는 여러 편 있다. 일본의 국립장수의료연구센터가 실시한 조사에서 경도인지장애가 있는 피험자에게 일주일에 2번, 90분간 유산소 운동을 하게 한 결과, 인지기능이 그대로 유지되거나 더 향상되어 뇌의 위축이 멈추었다고 한다.

핀란드에서 실시한 조사에서는 일주일에 2번, 20~30분 동안 운동하는 사람은 운동을 전혀 하지 않는 사람에 비해 치매가 발병할 위험률이 ⅓로 낮다는 결과가 나왔다. 미국 피츠버그대학교가 진행한 연구에서는 55~80세의 건강한 남녀가 유산소 운동을 하면, 해마의 부피가 늘어나는 것으로 밝혀져 화제를 불러모았다.

이런 연구 보고들은 지금까지 '성인의 뇌는 성장하지 않는다'고 했던 상식을 뒤집는 결과였다. 지금은 '하루 30분 정도의 유산소 운동이 치매 예방에 효과적'이라는 것이 정설이 되었다. 매일 산책할 것을 권한다.

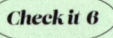

혼자 있지 말자
뇌가 점점 멍해지는 것을 막아야 한다

코로나 위기 이후 감염을 두려워한 나머지 '집에서 거의 나오지 않는 생활을 하고 있다', '집 밖으로 외출하는 것이 두렵다'는 풍조가 생겼다. 물론 감염 위험이 높은 장소로 외출하는 것은 피해야 좋지만, 집안에 틀어박혀 있는 것 또한 어떤 면으로 보면 위험한 일이다.

집안에서만 지내면 운동량이 줄고, 뇌가 받는 자극도 적어진다. 근육이 감소하면 낙상이나 골절사고를 당하기 쉬워져, 결국 병들고 자리에 누워 생활하게 될 위험성이 높아진다. 뇌가 받는 자극이 적어지면, 뇌는 생각하는 기회가 줄어들어 게으름을 피우고 결국에는 멍해진다.

외출하면 걷는 시간이 늘어나기 때문에 근육을 유지할 수 있다. 바깥을 걸으면 눈과 귀로 여러 가지 정보가 흘러 들어오고, 그런 정보들이 뇌를 자극한다. 마스크 착용과 손 씻기 등 감염에 주의하면서 동네를 한 바퀴 돌거나, 사람이 그리 많지 않은 공원을 산책하는 등 감염 위험이 낮은 장소로 외출할 것을 권한다.

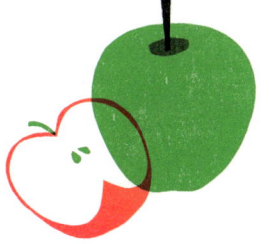

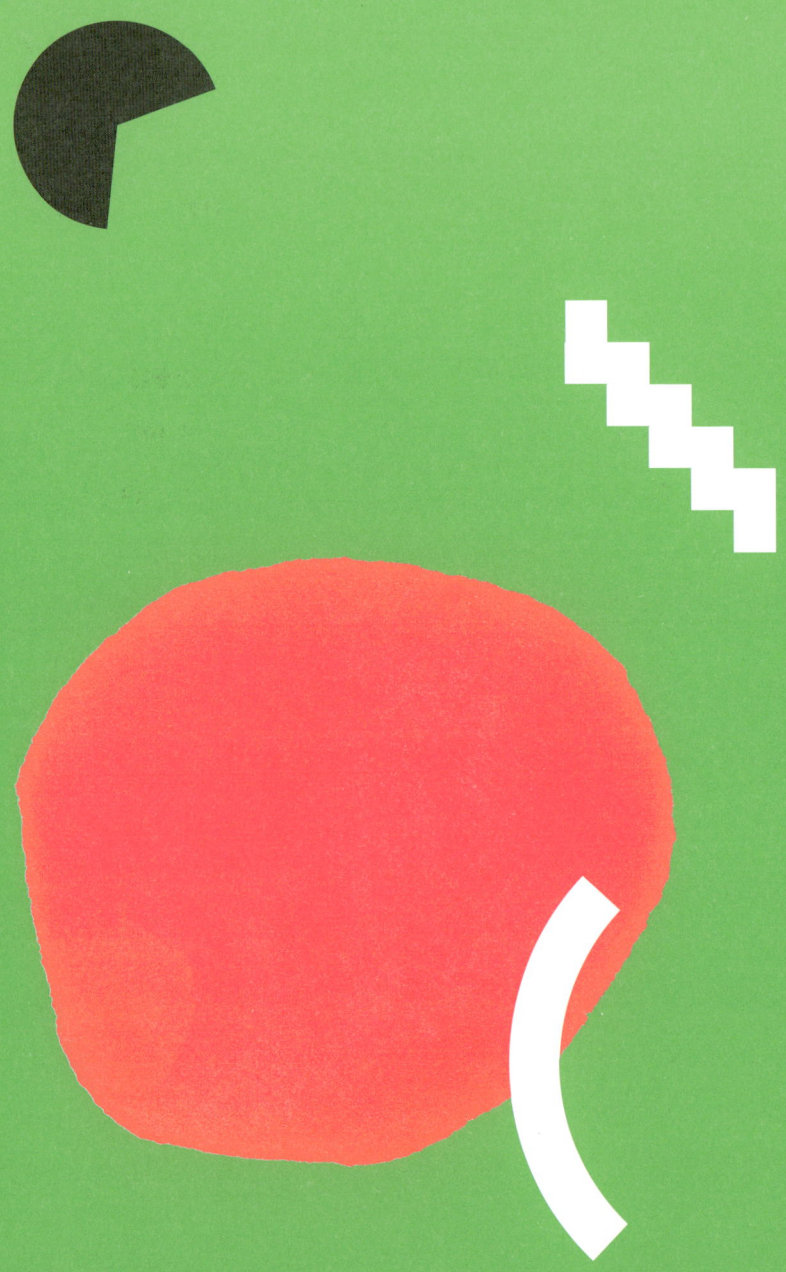

Part 2

치매를 예방하는
음식 35

음식으로 뇌와 몸을
건강하게 바꿀 수 있다

01

코코넛 오일
중간사슬지방산이 뇌의 노화를 늦춘다.

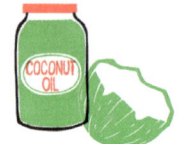

알츠하이머병은 '뇌의 당뇨병' 또는 '3형당뇨병'이라고도 불린다. 그 이유는 알츠하이머병이 진행된 환자의 뇌가 당뇨병을 앓은 사람과 똑같이 당을 에너지로 이용하지 못하는 상태에 빠져 있기 때문이다. 그런 가운데 포도당을 대신할 에너지원으로써 케톤체가 주목을 받으면서 알츠하이머병을 개선하는 효과가 있는 것으로 밝혀졌다.

이 외에도 케톤체는 항염증 작용, 항산화 작용, 동맥경화 예방 등 여러 가지 장점이 있다는 사실이 차례차례 밝혀졌다. 체내의 케톤체 합성을 촉진하여 몸을 '케톤체질'로 만들면 치매 예방은 물론이고, 건강하게 오래 사는 데에도 효과가 있는 것으로 인식되고 있다. 케톤체는 몸속의 지방이나 중간사슬지방산을 원료로 하여 간에서 합성된다.

코코넛 오일에는 이 중간사슬지방산이 풍부하게 함유되어 있기 때문에, 치매 예방에 도움을 주는 식품으로 단번에 유명해졌다. 세계 최초로 코코넛 오일이 알츠하이머병 치료에 효과가 있다는 사실을 알린 사람은 미국 플로리다주의 소아과 의사인 메리 뉴포트(Mary T. Newport) 박사이다. 뉴포트 박사의 남편은 약년성(若年性) 알츠하이머병을 앓고 있었는데, 당시 인지기능이 상당히 저하되어 일상생활을 하는 것조차 어려운 상태였다.

신약의 임상시험 대상으로 신청하였지만, 병세가 많이 진행되어 참가자격조차 얻을 수 없었다. 뉴포트 박사는 다른 치료법을 찾아 헤매던 중, 한 치료약의 주성분이 중간사슬지방산이라는 것을 알게 되었고, 중간사슬지방산이 함유되어 있는 코코넛 오일을 하루에 2큰술씩 남편이 섭취하도록 하였다. 그러자 남편에게 눈에 띄는 변화가 나타났다.

뉴포트 박사는 남편의 병이 개선되어가는 경과를 책으로 엮어 내었고, 그 책은 미국에서 베스트 셀러가 되었다. 이를 계기로 코코넛 오일은 세계적으로 주목을 받았고, 케톤체에 관한 여러 가지 연구가 진행되어 치매뿐 아니라 생활습관병이나 노화 예방에도 효과가 있는 것으로 밝혀졌다.

케톤체는 단식을 하거나 매우 엄격한 당질 제한을 실천할 때 우리 몸속에서 합성된다. 그런데 이 외에도 케톤체의 원료인 중간사슬지방산을 섭취하면 몸속에서의 케톤체 합성을 촉진할 수 있는 것이다.

중간사슬지방산이 풍부하게 함유되어 있는 대표적인 식품이 코코넛 오일이다. 중간사슬지방산의 함유량은 제품에 따라 다르지만, 건강 효과를 보기 위해 코코넛 오일을 구매한다면 중간사슬지방산의 함유량이 60% 이상인 제품을 고르는 것이 좋다.

권장하는 코코넛 오일의 섭취 방법은 따뜻한 커피와 코코넛 오일 1큰술을 믹서기에 넣고 잘 섞어서 마시는 방법이다. 믹서기에 넣고 섞으면 오일이 유화(수분과 유분이 잘 섞이는 것)되어 카페오레 같은 맛과 모양이 난다. 이 코코넛 오일 커피를 아침과 오후 3시쯤에 한 잔씩 마시면 케톤체의 농도를 매우 적절하게 유지할 수 있다. 부디 케톤체의 합성을 저해하는 설탕은 넣지 말자.

최근의 연구에서는 뇌혈관성 치매도 코코넛 오일로 개선할 수 있는 가능성을 보여주는 결과가 나왔다. 멕시코 국립자치대학교의 알베르토 홀리오 아밀파스(Alberto Julio Amilpas) 박사팀의 연구 보고에 의하면, 허혈성 뇌졸중에 걸린 실험 쥐에게 케톤체를 투여한 결과 활성산소의 발생이 억제되어 신경세포가 손상되지 않았다고 한다. 평소 케톤체를 합성할 수 있으면 신경세포의 손상을 억제할 수 있을지 모른다.

02

코코넛 밀크
다양한 방법으로 먹을 수 있고, 체내 흡수가 잘 된다.

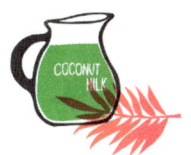

극적인 효과를 인정받은 코코넛 오일이 매력적이기는 하지만, 그대로 섭취하면 설사를 하기 쉽다는 단점이 있다. 게다가 기름이기 때문에 그대로 마시기에는 거북함을 느끼는 사람도 있을 수 있다.

이런 경우라면 코코넛 밀크를 추천한다. 코코넛 밀크는 코코넛 오일보다 중간사슬지방산의 함유량은 적지만, 소화와 흡수가 잘 된다는 장점이 있다. 또 카레나 수프, 찜 요리, 디저트 등 여러 가지 요리에 사용할 수 있으므로 다양한 맛으로 즐길 수 있다는 점도 매력적이다. 특히 카레는 치매 예방에 효과가 있는 강황(turmeric)도 같이 섭취할 수 있기 때문에 코코넛 밀크를 넣은 카레는 치매를 막기에 아주 좋은 최강 메뉴라고 할 수 있다.

코코넛 밀크는 개봉한 채로 오래 보관할 수 없기 때문에, 사용할 수 있는 양만큼 조금씩 구입하는 것이 좋다. 냉동 보관은 가능하다.

03

등푸른 생선
뛰어난 치매 예방 효과.

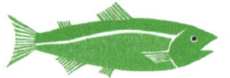

치매 예방을 위해 반드시 기억해야 할 것이 있다면 바로 등푸른 생선 등에 함유되어 있는 '오메가3계 지방산'이다. 대표적인 오메가3계 지방산은 EPA(eicosapentaenoic acid)와 DHA(docosa hexaenoic acid)로 EPA는 염증을 가라앉히는 작용을 하고, DHA는 신경세포막에 존재하여 인지기능에 영향을 주는 것으로 알려져 있다.

적혈구와 뇌의 신경세포를 비롯한 모든 세포의 세포막은 지방산으로 구성되어 있다. 일반적으로 세포막의 오메가3계 지방산이 늘어나면 세포막의 유동성이 좋아져서 기능이 증가하고, 오메가6계 지방산이 늘어나면 반대로 기능이 저하되어 염증을 일으키기 쉬워진다. 뇌의 신경세포에서 오메가3계 지방산이 늘어나면, 실제로 인지기능이 향상되거나 학교 성적이 좋아진다는 등의 보고가 있다.

독일 샤리테 베를린의과대학의 나딘 쿨조프(Nadine Külzow) 신경학 박사팀의 연구 그룹이 건강한 고령자에게 오메가3계 지방산이 함유되어 있는 보충제를 6개월간 투여한 결과 인지기능이 향상되었다고 보고한 바가 있다. 실험에 참여한 사람들은 2.2g의 오메가3계 지방산이 들어있는 보충제를 6개월간 매일 섭취하였다.

그 외에도 미국 일리노이대학 어바나샴페인캠퍼스의 애런 바비(Aron K. Barbey) 박사 연구팀은 알츠하이머병이 발병하기 쉬운 '아포E'라는 유전자를 가진 고령자(67~75세) 40명을 대상으로 다음과 같은 조사를 실시하였다. 연구팀은 혈액 속의 오메가3계 지방산의 농도를 조사하고, 뇌 MRI검사로 뇌의 전대상피질(대상피질의 앞부분)의 용량을 측정하여 인지기능을 평가하였다.

그 결과 혈중 오메가3계 지방산의 농도가 더 높은 고령자는 뇌의 전대상피질의 용량이 유지되어, 인지기능도 유지할 수 있는 것으로 밝혀졌다. 전대상피질은 감정의 제어와 성격, 사회성과 관계하여, 치매 초기에 증상이 나타나기 쉬운 곳 중의 하나이다.

등푸른 생선은 EPA와 DHA의 보고라고 할 수 있다. 생선회로 먹으면 오메가3계 지방산을 더 효과적으로 섭취할 수 있다. 보관하기 쉬운 정어리나 고등어 통조림도 추천한다.

04

아마씨 오일·들기름
동맥경화는 물론 위암까지 예방.

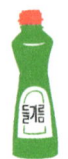

생선을 좋아하지 않는 사람이라면 알파리놀렌산이 많이 들어있는 식물성 기름을 통해 오메가3계 지방산을 섭취하는 것이 좋다. 알파리놀렌산은 아마씨 오일, 들기름 등에 풍부하게 들어있다.

식물에 함유되어 있는 알파리놀렌산은 필요에 따라 몸속에서 EPA나 DHA로 변환된다. 몸속에서 이용되는 비율은 EPA나 DHA보다 낮지만, 생선에 들어있는 수은 등이 염려스러운 사람은 아마씨 오일이나 들기름을 이용하는 편이다.

참고로 후생노동성(우리나라의 보건복지부, 고용노동부, 여성가족부에 해당하는 일본의 행정기관)은 참치, 청새치, 금눈돔 등 수은 함유량이 높은, 몸집이 큰 생선이나 저어(底魚 호수나 바다의 바닥면 가까이 사는 물고기로 가자미, 넙치, 대구, 아귀 등)는 일주일에 2번 이내(일주일에 100~200g 이하)로 먹는 것을 권장하고 있다.

EPA나 DHA정도는 아니지만, 알파리놀렌산도 치매 예방에 효과가 있는 것으로 확인되었다. 아마씨 오일이나 들기름은 가열할 수 없으므로 드레싱이나 주스 등에 넣어서 섭취하는 것이 좋다.

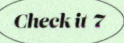

입 건강을 지키자
코코넛 오일 풀링으로 치주병 예방

코코넛 오일의 이로운 점은 중간사슬지방산뿐만이 아니다. 강력한 살균작용도 주목받고 있는데, 특히 권장하는 방법으로는 코코넛 오일을 이용한 오일 풀링(Oil Pulling)이다. 오일 풀링은 아유르베다 건강법의 하나로, 오일로 입을 헹구는 것을 말한다.

코코넛 오일 1큰술을 입안에 머금고 10~20분간, 입안에서 오일을 굴리듯 올각올각 헹구어 낸다. 다 헹구고 나면 오일은 휴지 등에 뱉어 내어 쓰레기통에 버린다. 날씨가 추울 때는 오일이 굳을 수 있으니 세면대 등에 그대로 흘려버리지 않도록 주의해야 한다.

코코넛 오일 풀링을 하면 치아 뿌리 깊숙한 부분에 자리잡은 치주병의 원인이 되는 세균의 수가 줄어들어 치주병 예방과 개선에 도움이 된다.

입 냄새 예방이나 개선, 치아의 미백효과, 입가 근육이 단련되어 젊어 보이는 효과 등도 얻을 수 있다.

05

목초를 먹고 자란 소고기
방목하여 키운 소는
등푸른 생선만큼 좋다.

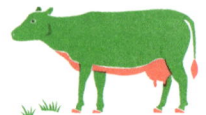

    일반적으로 소고기는 비만, 고지혈증, 동맥경화 등을 초래하는 위험인자가 된다고 여겨져 많이 먹지 않도록 권장하는 편이다. 그러나 목초를 먹고 자란 소의 고기(Grass-fed beef)에는 오메가3계 지방산이 풍부한 것으로 알려지면서 육식일지라도 생활습관병 예방 효과를 기대할 수 있다며 화제를 불러 모았다.

    소고기는 사육 방법에 따라 고기의 질이 달라진다. 일본에서는 붉은 살코기 사이에 하얀 지방이 촘촘히 박혀있는 상강육(霜降肉)을 선호하는 경향이 있다. 그러나 이런 고기는 칼로리가 높은 곡물사료를 먹이고, 좁은 축사에 가두어 놓고 운동을 제한하여 인공적으로 살을 찌우는 곡물 비육우(Grain-fed beef)가 대부분이다.

    부드럽고 지방이 많은 상강육은 스키야키나 샤부샤부, 스테이크 용으로 인기가 많지만, 그 실상(實狀)은 근육조직에 지방이 잔뜩 붙은 대사증후군에 걸린 소라고 볼 수 있다. 우리가 식품으로 섭취하기에 결코 건강한 고기라고 할 수 없다.

한편 뉴질랜드에는 자연에서 방목하며 그곳에서 자라는 목초를 먹고 자란 소가 대부분이다. 원래 뉴질랜드는 무첨가를 식품생산의 기본 바탕에 두며 채소나 가축을 모두 자연적인 방법으로 생산하고 있다. 유기재배, 유기사육이 농업과 축산업의 기본인 것이다.

사람의 건강상태가 먹거리나 생활 습관에 의해 좌우되는 것처럼, 소고기의 질도 먹이와 먹이를 먹는 방법, 성장 과정에 따라 달라진다. 영국 뉴캐슬대학교의 카를로 라이퍼트(Carlo Leifert) 박사 연구팀은 유기육(有機肉)에 관한 67편의 논문을 바탕으로, 유기농 소고기(목초 사육우, 유기농 방식으로 키운 소고기)에 함유되어 있는 지방산의 특징을 조사하였다.

그 결과 유기농 소고기는 곡물 비육 소고기에 비해 오메가3계 지방산의 함유량이 평균 50%나 높은 것으로 밝혀졌다. 오메가3계 지방산은 뇌의 염증을 가라앉히고, 치매 예방에 효과가 있는 것으로 알려져 있다. 치매를 예방하기 위해서라면 목초를 먹고 자란 소고기를 장바구니에 담는 게 좋겠다.

06

고기·달걀·유제품
고령자에게는
더욱 중요한 단백질.

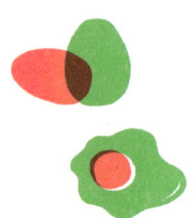

나이가 들어가면 근육은 감소한다. 고령기에 근육이 감소하면 보행 능력이나 균형 감각과 같은 운동기능이 저하되어 낙상이나 골절 사고를 당하기 쉬워지고, 그대로 병으로 이어져 자리에 누워 생활하게 될 수도 있다. 그리고 결국에는 치매로 진행되는 사례가 적지 않다. 이처럼 노화에 의한 근육 감소 현상을 사르코페니아(sarcopenia 근육감소증)라고 한다.

사르코페니아는 노화가 주된 요인이지만, 단백질 부족 역시 중요한 요인으로 꼽힌다. 단백질은 모두가 알다시피 고기와 달걀, 유제품 등에 많이 들어있다. 이런 음식들을 골고루 섭취하여 단백질이 부족한 상태가 되지 않도록 하는 것이 사르코페니아를 예방하는 해결책이 된다.

영국 뉴캐슬대학교의 누노 멘도사(Nuno Mendonça) 박사 연구팀은 고령기가 되어서도 신체의 기능을 유지하기 위해서는 성인기보다 더 많은 단백질 섭취가 필요하다고 기술한다.

연구팀은 건강한 남녀 고령자 722명(평균 연령 85세)을 대상으로 식사, 입욕, 몸치장(옷차림), 화장실, 재정 관리, 쇼핑, 사회활동 참가 같은 일상생활에서 일어나는 장애 발생 빈도와 단백질 섭취량과의 연관성을 5년 동안에 걸쳐 추적 조사하였다.

그 결과 대상자 28%의 단백질 섭취량이 영국정부의 권장량을 밑도는 것으로 판명되었다. 또, 더 많은 양의 단백질을 섭취한 고령자는 단백질을 적게 섭취한 고령자보다 장애 발생 빈도가 적다는 사실도 확인되었다.

멘도사 박사는 이 연구를 통해 고령자가 일상생활에서 장애를 겪거나 다른 사람의 돌봄을 받아 생활하는 일을 예방하기 위해서 체중 1kg당 1g의 단백질을 섭취해야 한다고 주장한다.

고령자는 고기나 달걀, 유제품 등을 절제하는 경향이 있지만 근육을 유지하기 위해서라도 충분히 섭취하는 것이 좋다.

07

플라보노이드
채소와 과일은 여러 가지를 조합하여 먹는다.

플라보노이드는 폴리페놀의 한 종류이다. 녹차에 함유되어 있는 카테킨, 양파에 함유되어 있는 케르세틴, 사과에 함유되어 있는 프로시아니딘, 블루베리의 색소성분인 안토시아닌, 오렌지의 플라바논, 콩 속의 이소플라본 등 다양한 플라보노이드가 알려져 있다.

지금까지 확인된 플라보노이드의 건강효과는 동맥경화의 진행을 억제하는 항산화 작용, 면역력 조절 작용, 암세포의 증식을 억제하는 작용, 신경 진정 작용, 피를 맑게 하는 작용 등이 있다.

식사를 통해 매일 500mg의 플라보노이드를 섭취하면 단순 사망은 물론이며 심장병 또는 암으로 인한 사망률이 유의미하게 낮아졌다고 호주 에디스코완대학교의 니콜라 본돈노(Nicola P Bondonno) 박사 연구팀이 보고한 바 있다. 연구팀이 참가한 것은 덴마크에서 실시된 대규모의 장기적인 코호트 연구(추적조사 연구)이다.

구체적인 연구 내용은 조사를 시작할 당시에 암이나 심장병에 걸리지 않은 덴마크의 성인 남녀 5만6,048명(평균연령56세)을 대상으로, 식사로 섭취하는 플라보노이드의 양과 전체 사망률, 심장병으로 인한 사망률, 암으로 인한 사망률과의 연관성을 23년간에 걸쳐 추적조사 하였다.

조사결과를 분석하여 보니 플라보노이드의 섭취량이 많은 사람은 적은 사람에 비해, 암이나 심장병으로 사망할 위험이 10% 이상 낮은 것으로 밝혀졌다. 또한 하루에 플라보노이드를 500mg 이상 섭취하면 사망률을 낮추는 효과가 있다는 것도 알 수 있었다. 특히, 흡연자와 하루에 알코올을 20g 이상 섭취하는 사람에게서 플라보노이드의 현저한 건강효과가 확인되었다.

500mg 이상의 플라보노이드를 효과적으로 섭취하려면 녹차 1잔, 사과 1개, 오렌지 1개, 블루베리 100g, 브로콜리 100g을 식단에 함께 넣어 먹는 게 좋다. 플라보노이드는 종류에 따라 건강효과가 다르기 때문에 여러 종류의 식품을 섞어 먹는 것이 더욱 현명하고 건강한 섭취방법이라고 할 수 있다.

08

강황
신경세포 증식 효과로 알츠하이머병 예방.

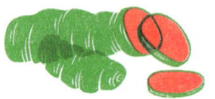

　인도에는 치매 환자가 적은 것에 착안하여 카레에 관한 연구가 진행되었고, 이를 통해 카레가루에 들어있는 터메릭 즉, 강황(turmeric)의 성분인 커큐민에 치매 예방 효과가 있다는 사실이 잘 알려지게 되었다. 또한 최근의 연구 보고에 따르면 카레가루에 새롭게 주목할만한 건강성분이 한 가지 더 함유되어 있는 것으로 알려졌다.

　독일 율리히 신경과학연구소의 요르크 허클렌브로이히(Joerg Hucklenbroich) 박사 연구팀은 강황에 함유되어 있는 방향성 터메론(aromatic-turmerone)의 흥미로운 작용에 주목하여 다음과 같은 연구를 실시하였다.

　방향성 터메론이 암세포의 증식을 억제한다는 것은 이미 보고된 적이 있었다. 거기에 더하여, 방향성 터메론이 신경 재생에 중요한 역할을 완수하는 신경줄기세포에 작용하여 신경세포의 증식을 촉진하는 것으로 알려졌다.

알츠하이머병이나 뇌혈관성 치매에서 인지기능이 저하되는 것은 신경세포가 장애를 입은 결과이다. 만약 신경줄기세포가 새로운 신경세포의 증식을 촉진할 수 있다면, 치매의 치료와 예방은 크게 한 발 나아갈 수 있게 된다.

연구팀은 먼저 시험관에서 신경줄기세포를 배양하여 방향성 터메론을 첨가하였다. 그 결과 최대 80%의 신경줄기세포가 분열과 증식을 시작하였다. 다음은 실험 쥐에게 방향성 터메론을 주사하고 뇌의 증식세포를 조사한 결과, 신경줄기세포가 존재하는 뇌실(腦室)의 주위와 해마의 부피가 증가하였다.

기억을 관장하는 해마는 알츠하이머병에 걸렸을 때 신경 장애가 가장 많이 나타나는 부위이다. 만약 강황(turmeric)의 방향성 터메론이 사람의 신경줄기세포를 분열 및 증식시키는 작용을 한다면, 카레로 알츠하이머병의 증상을 개선하거나 예방할 수 있게 될 지도 모른다.

09

커피
치매예방을 위해 하루 3잔까지.

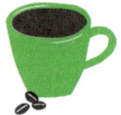

    커피는 몸속의 신진 대사를 원활하게 하여 다이어트 효과를 높이고, 암을 억제하며, 혈당치의 상승을 완만하게 하는 등 여러 가지 효과에 대한 보고가 있어 왔는데, 인지기능 저하의 예방에도 도움이 되는 것으로 알려졌다.

    네덜란드 국립공중위생환경연구소가 실시한 역학 연구에서 커피를 마시는 사람이 마시지 않는 사람보다 인지기능 저하가 적은 것으로 밝혀졌다. 이는 연구팀이 핀란드, 이탈리아, 네덜란드의 약 700명을 10년간 추적 조사한 결과로, 하루에 커피를 3잔 마시는 사람의 인지기능 저하가 가장 적었다고 한다.

    커피에 함유되어 있는 클로로겐산은 강력한 항산화 작용을 하여 암을 예방하는 효과가 있는 것으로 주목받고 있다. 반면 하루에 4잔 이상 마시면 효과가 떨어진다는 보고도 있기 때문에 너무 많은 양을 마시지 않도록 하는 것이 좋다.

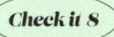

약은 꼭 필요한 경우에만 복용

약물 오남용이 뇌를 손상시킨다

알츠하이머병의 요인 중 하나인 '유해물질' 중에는 병을 치료하기 위해 병원에서 처방받은 약도 포함되어 있다는 사실은 잘 알려져 있지 않다. 치매의 새로운 치료법인 '리코드법(ReCODE protocol)'의 제창자인 데일 브레드슨(Dale E. Bredesen) 박사가 특히 경고하고 있는 것은 역류성 식도염의 치료약인 '프로톤 펌프 억제제(위산 분비 억제제)'와 콜레스테롤 수치를 낮추는 '스타틴'이라는 약이다.

프로톤 펌프 억제제는 소화에 필요한 위산의 분비를 억제하기 때문에, 뇌가 필요로 하는 비타민 B12나 아연의 흡수를 방해한다. 스타틴을 복용하여 콜레스테롤 수치가 너무 많이 내려가게 만드는 것도 좋지 않다. 콜레스테롤은 뇌가 필요로 하는 지질이기 때문에 낮은 쪽이 오히려 뇌를 손상시킬 수 있다. 자신의 콜레스테롤 수치가 평균 기준치보다 30mg/dl 정도 높은 수준이라면 크게 염려하지 않아도 된다. 이 말은 약을 복용할 필요가 없다는 뜻이다. 필요하지 않은 약을 장기간 복용하는 것은 오히려 알츠하이머병을 초래할 수 있다. 약은 현명하게 먹어야 한다.

10

녹차
하루 2잔이 인지기능 저하를 예방한다.

    녹차에 함유되어 있는 카테킨에는 강력한 항산화 작용 효과가 있다. 예를 들면, 세포가 암으로 변하는 것을 억제하고, 돌연변이를 일으킨 세포를 정상으로 되돌리며, 필로리균(위염, 위궤양, 위암을 일으킬 수 있다고 알려진 나선균)이 활성화하는 것을 막고, 동맥경화를 예방하는 등의 다양한 효과이다. 더불어 알츠하이머병의 요인 중 하나인 호모시스테인을 억제하는 작용을 한다는 사실도 보고되었다. 호모시스테인은 산화 스트레스에 의해 독성이 있는 신경물질로 변하는데, 아마도 녹차에 함유되어 있는 카테킨의 강력한 항산화 작용이 이 산화 스트레스를 억제하는 것으로 추측된다.

    일본 도호쿠대학 의학부에서 실시한 연구 보고에 따르면 녹차를 하루 2잔이상 마시는 그룹이 1잔의 녹차를 일주일에 세 번 이하로 마시는 그룹에 비해 인지기능의 저하가 적게 나타났다고 한다. 70세 이상의 고령자 1,000명을 대상으로 실시한 연구이므로 신빙성 있는 결과라고 볼 수 있다.

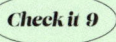

하루 7시간 이상 자도록 하자

수면은 뇌를 청소하는 시간

우리의 뇌는 많은 양의 에너지를 사용하여 일하고 있는데, 그 에너지를 만든 후에는 찌꺼기, 즉 뇌에 유해한 물질이 생긴다. 수면은 이 유해물질을 배출하기 위해 필요한 중요한 청소 시간이다.

미국 오리건보건과학대학교의 제프리 아일리프(Jeffrey Illif) 박사에 의하면, 뇌의 신경세포는 잠을 자고 있는 동안에 조금 수축됨으로써, 깨어 있는 동안에는 존재하지 않는 세포와 세포 사이에 틈이 생긴다고 한다. 그리고 낮 동안에 쌓인 노폐물(유해물질)이 그 틈을 타고 흐르는 뇌척수액과 함께 뇌 밖으로 배출되는 것으로 밝혀졌다.

잠을 충분히 자지 않으면 노폐물이 원활하게 배출되지 않아 뇌에 유해물질이 쌓이게 된다. 일반적으로 하루 7~8시간의 수면을 취하는 것이 좋다. 최소 7시간 정도의 수면시간은 확보하도록 하자.

11

레드 와인
장 건강을 개선하고,
기억력 저하를 막는다.

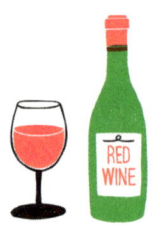

애주가들에게 있어서 저녁 식사에 곁들이는 반주는 즐거움의 하나이다. 적당한 음주는 문제될 것이 없지만 어떤 술을 마시는 지에 대해서는 주의가 필요하다. 혈당치를 올리지 않는 술로는 소주나 위스키 등이 있지만, 당질이 약간 들어 있더라도 레드 와인을 추천하고 싶다. 그 이유는 레드 와인에 함유되어 있는 레스베라트롤이라는 폴리페놀 성분이 고령기에 발생하는 기억력 저하를 억제할 가능성이 있는 것으로 지적되었기 때문이다.

미국 텍사스 A&M건강과학센터 재생의학연구소의 아쇼크 셰티(Ashok K. Shetty) 박사 연구팀은 레스베라트롤이 뇌의 해마에 작용하는 것에 주목하였다. 해마는 단기기억을 관장하고 있지만 50세가 넘으면 그 기능이 저하되어 기억력이 떨어지거나 우울증 증세와 같은 노화에 따른 변화를 초래한다.

연구팀은 고령기의 실험 쥐를 레스베라트롤을 준 그룹과 주지 않은 그룹으로 나누어 공간학습 능력을 비교하였다. 구체적으로는 원형 풀(Pool)을 사용한 '수중미로(water maze)' 실험으로 레스베라트롤을 준 그룹은 쉽게 목적지에 도착했지만, 주지 않은 그룹은 목적지에 도착하기까지 오랜 시간이 걸렸다.

그후 실험 쥐의 해마를 조사하여 새롭게 생성된 신경세포의 수를 측정한 결과, 레스베라트롤을 준 실험 쥐에게서 무려 약 2배의 신경세포가 생긴 것을 알 수 있었다. 또, 해마의 미세 혈관도 증가하여 혈류가 확보된 것도 밝혀졌다. 무엇보다도 레스베라트롤을 준 그룹은 뇌의 염증이 억제되었다.

이런 연구 보고는 레드 와인이 치매 예방에 효과적이라는 지금까지의 역학 조사 결과를 뒷받침하고 있다. 치매 예방을 생각한다면 술은 레드 와인을 선택하자. 단, 과음은 부디 삼가야 하니 하루 2잔(약 300㎖) 정도에서 멈추도록 한다.

12

코코아
아밀로이드 베타 단백질의 비정상적 축적을 막는다.

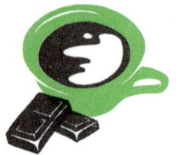

　치매 예방에 효과적인 음료가 한 가지 더 있다. 그것은 바로 코코아이다. 이 책의 Part 1 항목 14에서도 소개한 세계에서 가장 장수한 사람으로 알려진 프랑스 여성인 잔 루이즈 칼망(Jeanne Lousie Calment)이 좋아했던 음식은 초콜릿으로 매일 먹었다고 한다. 코코아와 초콜릿은 모두 카카오 빈이 원료인 식품이다.

　카카오 빈의 건강효과를 뒷받침하는 연구 보고는 여러 편 있지만, 카카오 빈에서 추출한 코코아에도 알츠하이머병을 예방하는 효과가 있다는 것이 쥐를 이용한 실험으로 증명되어 화제를 불러모았다.

　미국 뉴욕의 마운트사이나이의과대학의 줄리오 마리아 파시네티(Giulio Maria Pasinetti) 교수는 카카오 빈에 폴리페놀이 풍부한 점에 주목하였다. 특히, 라바도(lavado)라는 제법(製法)으로 카카오 빈을 정제해 만든 코코아 파우더에는 강력한 항산화 작용을 하는 프로시

아니딘이라는 폴리페놀이 풍부하게 함유되어 있다.

알츠하이머병에 걸리면 아밀로이드 베타라는 단백질이 신경세포에 비정상적으로 축적되어, 시냅시스(Synapsis, 염색체 접합) 기능에 장애가 생겨 인지기능이 저하된다. 파시네티 교수가 실험 쥐의 절단한 뇌에 코코아 파우더를 더한 결과 시냅시스 장애가 완화되었다. 시험관 실험에서도 코코아 파우더가 아밀로이드 베타 단백질의 비정상적인 응집을 억제하는 효과가 인정되었다.

커피를 즐기기 힘든 사람이라면 코코아를 마시면 좋겠다. 단, 단맛을 내기 위해 설탕을 넣어 마시는 것은 좋은 방법이 아니다. 당연히 설탕이 첨가된 코코아 제품도 추천하고 싶지 않다. 코코아 파우더를 구입할 때에는 포장지에 표시된 원재료를 확인하는 것이 좋다. 설탕이 들어 있지 않은 코코아 파우더는 그대로 마시면 쓰기 때문에 꿀이나 메이플 시럽 등을 조금 넣어 마시면 된다.

13

브로콜리
장의 염증을 억제하여
건강수명을 늘린다.

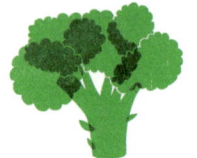

치매 예방에 추천할 수 있는 채소의 대표 선수라고 할 수 있는 것이 바로 브로콜리이다. 브로콜리에 함유되어 있는 '인돌(indole)'이라는 물질은 장내 벽의 차단 기능을 도와, 염증을 억제하는 효과가 있다. 인돌은 장 속의 대장균이 만들어내는 물질이지만, 브로콜리나 케일과 같은 채소에도 들어있다.

미국 에모리대학교 의과대학의 대니얼 캘먼(Daniel Kalman) 박사의 연구에 의하면 실험 쥐의 장 속에 인돌을 만들어내는 대장균을 이식한 결과, 28세라는 고령이 되어도 활동적이고 생기발랄함을 유지할 수 있었다. 인돌이 장 속의 염증을 억제함으로써 장 건강이 생생하게 유지되었고, 그것이 건강수명을 늘린 요인이 되었다고 캘먼 박사는 보고하였다. 또한, 브로콜리에 많이 들어있는 비타민 B_1과 엽산은 알츠하이머병을 예방하는 효과도 기대할 수 있다.

알츠하이머병 환자는 호모시스테인(대사 과정에서 발생하는 독성이 있는 대사 중간 생산물)의 수치가 높아지지만, 비타민 B1과 엽산이 이 호모시스테인의 독을 없애는 작용을 한다. 따라서 이런 영양소가 들어있는 보충제를 섭취하면 호모시스테인의 수치가 내려가서 몰라볼 정도로 증상이 좋아지는 사례가 많은 것으로 보고되었다. 브로콜리에는 이 두 가지 영양소가 많이 들어있기 때문에 치매예방에는 최적의 채소라고 할 수 있다.

브로콜리의 싹 부분에 함유되어 있는 설포라판(설포라페인)은 매우 강한 항염증 작용과 해독 작용을 하기 때문에 유해물질의 배설과 염증 억제에도 도움이 된다는 사실은 이미 잘 알려져 있다.

설포라판은 덜 익은(성숙하지 않은) 싹에 많이 들어 있으므로 효율적으로 섭취하고 싶다면, 함유량이 많은 브로콜리 새싹을 추천한다. 단, 가열하면 설포라판의 합성이 저해된다. 브로콜리 새싹은 가열하지 않아도 먹을 수 있으므로 되도록 날 것 그대로 먹어야 설포라판을 효과적으로 섭취할 수 있다. 설포라판의 섭취가 목적이라면 익히지 말고 생채소 그대로 먹어야 한다는 걸 잊지 말자.

14
고수
뇌에 쌓인 중금속 배설 촉진.

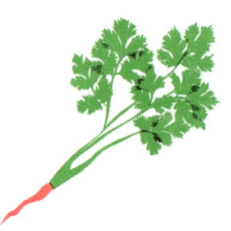

고수는 독특하고 강한 향기 덕에 즐겨 먹는 이와, 전혀 먹지 않는 이로 극명하게 편이 갈리는 채소이다. 다른 말로 샹차이(중국어), 코리앤더(영어)라고도 불리는데, 태국, 베트남, 캄보디아 등 동남아시아 요리에는 '반드시'라고 해도 과언이 아닐 정도로 자주 등장하는 식재료이다.

고수는 비타민과 미네랄이 풍부한 채소로 수은이나 납과 같은 중금속의 배설을 촉진하는 작용을 하기 때문에 최강의 디톡스 채소라고 불린다. 동물실험에서는 생식기나 뇌에 축적된 중금속(납)의 배출을 촉진하는 효과가 확인되었다.

살모넬라균이나 칸디다균의 증식을 억제하는 역할 외에도 강력한 항산화 작용, 인슐린 저항성 해소 등 여러 가지 건강효과가 있다. 적극적으로 섭취한다면 알츠하이머병 예방에 도움을 주는 강력한 지원군이 되어줄 것이다. 최근에는 슈퍼마켓 등에서 일 년 내내 쉽게 구할 수 있으니 평소 식사에 곁들여 보면 좋겠다.

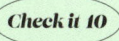

청결한 환경을 유지하자

곰팡이가 뇌를 손상시킨다

최근에 알츠하이머병을 일으키는 위험인자로 알려져 주목받고 있는 것이 '곰팡이'이다. 숨을 쉴 때에 곰팡이나 바이러스를 공기와 함께 들이마시게 된다. 코로 숨을 쉴 때에 공기가 들어가는 곳은 비강(콧구멍에서부터 목젖 윗부분까지 이어지는 빈 곳)이다. 비강과 뇌는 매우 가까이 위치해 있으므로 비강을 통해 좋지 않은 성분을 들이마시게 되면 그만큼 뇌에 미치는 위험도 커진다.

물론, 모든 곰팡이가 위험한 것은 아니다. 주의해야 할 것은 욕조나 나무로 만든 부분에 생기기 쉬운 '검은 곰팡이'이다. 다행히 검은 곰팡이는 비교적 쉽게 눈에 띈다. 발견하는 즉시 열심히 청소하고, 환기시켜 습기를 제거하며(단, 비가 오는 날 환기하는 것은 좋지 않다), 결로(물방울)가 맺힌 곳은 완벽하게 닦아내는 등 곰팡이가 생기지 않도록 대책을 세우는 게 좋다.

곰팡이는 알츠하이머병뿐 아니라 천식이나 알레르기, 암을 일으킨다는 위험성도 지적되고 있다. 필요하다면 청소업체에 의뢰하는 방법을 동원해서라도 생활하는 환경 내의 곰팡이는 제거하는 것이 바람직하다.

15

양파 껍질
케르세틴이 세포의 노화를 예방한다.

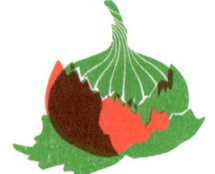

나이가 들면서 동시에 세포도 노화된다. 기본적으로 세포는 일정 주기로 다시 생성되지만, 늙은 세포(노화세포)는 생리적 기능이 서서히 저하되어 세포분열을 하지 않아 증식할 수 없는 상태로 우리 몸속에 머물게 된다. 노화세포는 염증성 물질을 분비하여 당뇨병, 심혈관 질환, 암, 관절염, 치매 등의 진행을 가속화한다고 알려져 있다.

미국 스크립스연구소의 폴 로빈스(Paul D. Robbins) 박사 연구팀은 노화세포의 '세포사(細胞死)'가 억제되면, 세포가 제 기능을 할 수 없게 된 후에도 아포토시스(apotosis 세포의 자살)가 유도되지 않고, 몸속에 그대로 머물며 우리 몸의 노화세포를 촉진하게 되는 메커니즘에 관하여 연구하였다.

연구에서 노화세포의 아포토시스 스위치를 켜는 약, 쉽게 말해 노화세포를 제거하는 약 개발에 몰두했다. 특히 열 충격 단백질

(Heat shock protein 손상된 세포를 보호·복원하는 단백질)의 활동을 저해하는 약이 효과가 있다는 점에 주목하였다. 열 충격 단백질 자체가 손상된 세포를 보호하고 복원하는 일을 하므로 세포의 자연사가 유도되지 않는다는 점을 포착한 것이다.

이 약제를 조로증에 걸린 실험 쥐에게 투여한 결과 노화세포의 수가 감소하면서 근력 감소, 보행 장애, 골다공증과 같은 노화로 인한 증상이 개선되었다.

이처럼 건강과 수명에 관련된 장기적인 평가가 필요한 임상시험은 사람을 대상으로 실시하기가 어렵지만, 노화세포의 축적에 의해 초래되는 인지기능의 저하나 골밀도 감소 등을 평가하는 것은 중요한 일이라고 로빈스 박사는 주장하였다.

노화세포에 대해서 미국 메이요클리닉의 제임스 커클랜드(James L. Kirkland) 박사가 아포토시스를 유도하는 약리학적 효과를 인정받은 음식 속 물질이 있다고 소개하였다. 그중 하나가 케르세틴으로 양파 껍질이나 사과, 상추, 브로콜리, 몰로키야(molokhiya 황마의 일종인 토사마(tossa jute)의 잎을 말한다. 멜로키야라고도 불리며 주로 중동 지역에서 익혀 요리해 먹는 채소이다.) 등에 함유되어 있는 폴리페놀 성분이다. 케르세틴에는 여러 가지 건강효과가 있는 것으로 알려져 있는데, 노화세포를 제거하는 작용도 한몫 한다고 할 수 있다. 양파 껍질을 끓여 우려내어 마시면 케르세틴을 섭취할 수 있다.

16

버섯
경도인지장애(MCI)로부터 멀어진다.

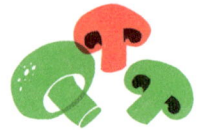

버섯은 우산 모양의 자실체(子實體)로 세포 밖으로 분비하는 효소가 유기물을 분해·흡수하는 과정을 통해 성장하고, 포자로 번식을 반복한다. 먹을 수 있는 버섯은 300종 이상으로 보고되었으며, 항균·항 바이러스 작용, 콜레스테롤 저하, 혈당치와 혈압을 내리는 등의 건강효과가 인정되어 한약의 원재료로 쓰이거나 건강식품으로 판매되는 것도 있다. 또한, 버섯은 인지기능과 관계가 있다는 연구 보고도 있다.

싱가포르국립대학교 레이 펑(Lei Feng) 박사 연구팀은 일주일에 2번 이상 버섯을 섭취하는 고령자는 경도인지장애(MCI 기억력과 인지기능의 저하가 뚜렷하게 감퇴한 상태이나 일상생활을 수행하는 능력은 보존되어 있어 치매는 아닌 상태. 알츠하이머병으로 발전할 가능성이 높다)가 발병할 위험이 낮은 것으로 보고하여 화제가 되었다.

펑 박사 연구팀은 '식사와 건강한 노화 연구'에 참가한 60세 이상의 건강한 고령자 663명을 대상으로 버섯 섭취량과 인지기능 저하와의 연관성을 조사하였다. 그 결과 버섯을 일주일에 2번 이상 섭취하는 고령자는 일주일에 1번 미만으로 버섯을 섭취하는 고령자에 비해 경도인지장애의 발병 위험률이 57%나 낮은 것으로 밝혀졌다.

지금까지의 연구결과를 보면 치매환자는 혈중 에르고티오네인(ergothioneine)의 농도가 건강한 고령자보다 낮은 것으로 보고되었다. 에르고티오네인은 우리 몸속에서 합성되지 않는 아미노산이므로 식사로 섭취해야 하는데, 표고버섯, 잎새버섯, 꽃송이버섯, 팽이버섯, 새송이버섯, 느타리버섯, 노랑느타리버섯 등 일반적으로 우리가 먹는 버섯에 함유되어 있다. 펑 박사는 버섯에 들어있는 항산화물질과 에르고티오네인이 인지기능의 저하를 늦추었을 가능성이 있다고 보았다.

인지기능의 저하를 막기 위해서라도 버섯은 되도록 자주 먹는 것이 좋다.

17

빌베리
장수유전자가 활성화된다.

　빌베리(Bilberry)는 주로 북유럽에서 자라는 야생 블루베리로 그 열매에는 많은 양의 안토시아닌이 함유되어 있다. 빌베리 진액은 눈의 망막을 튼튼하게 한다고 알려져 있기 때문에, 유럽에서는 오래전부터 의약품이나 건강식품의 원료로 사용되어 왔다. 빌베리에 들어있는 안토시안닌 함유량은 일반 블루베리보다 현격하게 풍부하다. 그러므로 빌베리와 블루베리는 아예 다른 과일이라고 생각하는 것이 맞다.

　최근 빌베리에 들어있는 안토시아닌이 장수유전자의 하나인 '시르투인(Sirtuin)6'를 활성화하는 효과가 있는 것으로 밝혀져 빌베리가 단번에 주목을 받았다. 시르투인6는 수명과 당의 대사, DNA 복원, 암의 억제 등과 같은 중요한 역할을 하고 있는 것으로 보고되었다.

　장수유전자 중에서 '시르투인1'은 포도껍질이나 레드 와인에 함유되어 있는 레스베라톨에 의해 활성화되는 것으로 이미 알려져 있었지만, 시르투인6를 활성화하는 약제나 음식 등은 지금까지 등장하지 않았었다.

빌베리의 시르투인6 활성화 작용을 발견한 것은 동핀란드대학교의 미나 라나스토(Minna Rahnasto) 박사 연구팀이다. 연구팀이 빌베리 진액의 성분을 조사한 결과 안토시아닌 중에서도 특히 활성화 작용이 강한 시아니딘이라는 성분이 들어 있었다. 배양한 대장암 세포에 시아니딘을 넣었더니 시르투인6가 활성화하여 암 억제 유전자의 활성이 3배까지 상승하였고, 그에 따라 암세포의 증식이 억제되었다.

시르투인6를 없애거나 줄인 실험 쥐는 노화가 진행되었고, 반대로 활성화시킨 실험 쥐는 수명이 늘어났다. 이것으로 시르투인6가 포유류의 노화와 수명 제어에 관여한다고 볼 수 있다.

온몸이 노화되기 쉽다는 것은 뇌도 노화되기 쉽다는 것이다. 빌베리는 눈 건강을 지켜줄 뿐만 아니라 뇌를 젊게 만드는 데에도 효과가 있을 것으로 보인다.

18

콩·콩제품
건강 장수의 든든한 지원군!

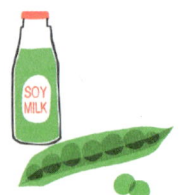

    콩 속에 들어있는 이소플라본은 유방암을 예방하는 효과로 잘 알려져 있으며 콩이 양질의 단백질 공급원이라는 사실은 이미 널리 인정받은 바이다. 단백질은 생명 유지를 위해서 없어서는 안 되는 영양소로, 고령기가 될 수록 더 많은 단백질을 섭취해야 한다.

    단백질은 고기와 생선, 달걀, 유제품 등에 많이 함유되어 있는 동물성 단백질과, 콩과 콩제품에 많이 함유되어 있는 식물성 단백질이 있다. 최근에는 단백질을 섭취할 때 동물성 단백질인지 식물성 단백질인지 잘 따져보아야 한다는 연구 보고가 발표되었다.

    동핀란드대학교의 헬리 비르타넨(Heli Virtanen) 박사 연구팀은 1984년부터 1989년 사이에 심장질환 관련 연구에 참가한 중년과 노년의 핀란드 남성 2,641명을 대상으로 영양조사를 실시하였다.

    조사 실시 후, 사망한 것으로 확인된 1,225명에 대해서 동물성 단백질과 식물성 단백질의 균형잡힌 섭취와 사망률과의 연관성을 분석하였다. 그 결과 동물성 단백질의 섭취 비율이 가장 높은 그룹은 동물성 단백질과 식물성 단백질을 골고루 섭취한 그룹에 비해 사망률이 23%나 높았다. 또, 고기 섭취량이 가장 많은 그룹은 가장 적은 그룹 보다 사망 위험률이 23%나 높은 것으로 밝혀졌다.

건강을 유지하기 위해서는 단백질 섭취가 중요하지만, 고기만 먹는 것은 좋은 방법이라고 할 수 없다. 고기와 생선은 1대1의 비율로 섭취하는게 바람직하다. 예를 들면, 일주일에 고기를 3~4번 먹었으면 생선도 3~4번 섭취하는 게 좋다. 콩과 같은 식물성 단백질과 달걀은 각각 하루에 1번씩 먹는다.

이처럼 다양한 종류의 단백질을 섭취하는 식습관을 지켜나가면 식물성 단백질과 동물성 단백질의 균형을 맞출 수 있다. 여러 형태로 가공된 두부를 비롯해 비지, 두유, 된장, 청국장(낫토) 등 우리 식단에는 콩으로 만든 먹을거리가 매우 다양하다. 이런 식품을 잘 챙겨 먹으면 치매를 예방할 수 있다.

19

달걀
하루 1개만으로
뇌졸중 발병률이 감소.

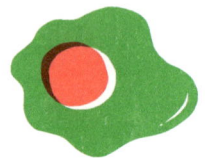

건강하게 오래 살고 싶다면 달걀 1~2개를 매일 꾸준히 섭취하는 것이 좋다. 예전에는 콜레스테롤에 관한 염려 때문에 달걀을 지나치게 많이 먹지 않도록 주의를 요한 적도 있었다. 하지만 2015년 미국에서 식사로 취하는 콜레스테롤의 섭취 제한이 없어진 이후, 오히려 콜레스테롤이 가진 건강 효과가 주목받고 있다.

참고로 콜레스테롤의 섭취 제한이 없어진 이유는 지금까지 주장되어 왔던, 콜레스테롤의 섭취량과 관동맥 질환으로 인한 사망률 사이에 연관성이 확실하게 증명되지 않았기 때문이다. 오히려, 최근의 연구에서는 달걀이 뇌졸중을 예방하는 효과가 있고, 인지 기능의 저하를 막는 것으로 확인되면서 매일 먹어야 하는 건강 식재료로 급부상하였다.

특히 주목받는 것이 달걀이 함유한 콜린(choline)과 레시틴(lecithin)이다. 콜린은 신경전달물질인 아세틸콜린의 원료가 되고, 레시틴은 콜레스테롤의 분해와 배설을 촉진한다. 콜린은 레시틴의 원료이기도 하다.

콜린은 닭 간, 레시틴은 콩에 함유되어 있는데 두 가지 모두를 가장 많이 함유하고 있는 것이 바로 달걀이다. 특히, 달걀노른자에 많은 것으로 알려져 있다. 콜린과 레시틴은 알츠하이머병의 발병을 예방하는 효과뿐만이 아니라, 건강한 고령자의 기억과 언어기능에도 관여할 가능성이 있는 것으로 지적되었다.

동핀란드대학교의 유르키 비르타넨(Jyrki K Virtanen) 박사 연구팀은 콜린의 기능에 주목하였다. 연구팀은 핀란드에 거주하는 42~60세의 치매에 걸리지 않은 건강한 남성 2,497명을 대상으로, 콜린과 레시틴의 섭취량과 인지기능, 치매 발병의 유무를 약 22년에 걸쳐 추적조사 하였다.

조사기간 중에 337명이 치매에 걸렸는데, 포스파티딜콜린(phosphatidylcholine 레시틴의 다른 이름)의 섭취량이 많은 남성은 섭취량이 적은 남성에 비해 치매의 발병 위험률이 28%나 낮았다. 또한 콜린과 레시틴 모두 섭취량이 많은 그룹은 섭취량이 적은 그룹에 비해 기억이나 언어 등 측두엽과 전두엽의 기능이 높다는 사실도 알려졌다. 뇌를 위해서 달걀을 적극적으로 먹도록 하자!

20

견과류
몸속 염증을 억제한다.

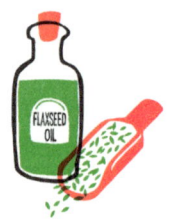

    뇌를 생생하게 유지하기 위해서는 양질의 지질이 꼭 필요하다. 코코넛 오일(중간사슬지방산), 등푸른 생선과 아마씨 오일·들기름(오메가3계 지방산)이 대표적이다. 그리고 뇌에 효과적인 지질을 풍부하게 함유하고 있는 견과류야말로 꼭 기억해야 할 식재료이다.

    치매의 주요한 요인은 뇌의 염증인 것으로 밝혀졌다. 그러므로 염증을 억제하는 음식이 치매를 예방하는데 도움이 된다고 해도 좋을 것이다. 견과류에는 염증을 억제하는 효능이 있는 것으로 보고되어 주목받고 있다.

    미국 브리검앤여성병원의 잉 바오(Ying Bao) 박사 연구팀은 아몬드나 호두 등의 견과류를 많이 섭취하는 사람은 암과 심장병으로 인한 사망률은 물론이며 총 사망률도 낮다고 밝혔다.

    이후 연구를 계속 진행한 결과 견과류를 꾸준히 섭취한 사람은 염증성 바이오마커(Biomarker, 혈액 등에 들어있는 물질로, 질병이나 노화 따위가 진행되는 과정마다 특징적으로 나타나는 생물학적 지표가 되는 변화)의 수치가 낮아져서, 염증이 억제되었다고 보고하였다.

　연구팀은 12만 명 이상의 여성 간호사를 대상으로 실시한 건강조사와 5만 명 이상의 남성 의료종사자를 대상으로 실시한 역학조사를 채택하여, 식사 질문지로 파악한 견과류 섭취량과 혈액 속 염증성 바이오마커와의 연관성을 조사하였다.

　그 결과 일주일에 5컵 이상의 견과류를 섭취한 사람은 견과류를 거의 먹지 않는 사람에 비해 CRP(C-반응성 단백)나 IL-6(인터루킨-6)라고 불리는 염증성 바이오마커(염증의 정도를 나타낸다)의 수치가 유의미하게 낮은 것을 알 수 있었다.

　이런 수치가 낮다는 것은 몸속에 있는 염증이 억제되고 있다는 것을 의미한다. 바오 박사는 견과류에 함유되어 있는 마그네슘, 식이섬유, L아르기닌, 항산화 물질, 알파 리놀렌산 등이 염증을 억제했을 것이라고 고찰하였다. 견과류는 입이 심심할 때 간식으로도 먹을 수 있다. 뇌를 위해서라면 설탕이나 밀이 잔뜩 들어 있어 행여 건강을 위협할 수도 있는 단맛 나는 간식보다는 건강에 효과적인 견과류를 가까이하자.

21

고추
규칙적 섭취로
동맥경화를 억제한다.

    알싸하게 매운 고추는 중남미가 원산지인 가짓과 식물의 열매로 콜럼버스가 신대륙으로부터 가지고 돌아와 전 세계로 보급했다고 알려져 있다. 일본에서는 전국시대(戰國時代)부터 사용했다는 기록이 있는데, 최근에는 에스닉 요리의 보급과 아주 매운 맛의 유행으로 고추의 소비가 급증하고 있다.

    인도나 태국 등 더운 나라에서는 일상적으로 고추를 음식에 사용한다. 그 이유는 고추가 식욕을 돋우고, 땀이 잘 나게 하므로 더위에 지치는 이른바, '더위 먹는 것'을 방지하는 효과가 있기 때문이라고 알려져 있다.

    이런 건강효과는 고추에 함유되어 있는 '캡사이신'이라는 매운 성분에 의한 것이다. 구강 점막이나 장 점막에는 캡사이신의 수용체가 존재한다. 소량의 캡사이신이라도 입이나 식도 안으로 들어가면, 점막이 적당히 자극을 받아 타액의 분비가 증가하고 식욕이 증진된다. 단, 많은 양을 섭취하면 점막이 강한 자극을 받아 오히려 상처가 생길 수도 있다.

이런 특징이 있는 고추를 꾸준히 섭취하는 사람은, 심장발작이나 뇌졸중이 발병할 위험이 낮아져서 건강하게 오래 사는 경향이 있는 것으로 밝혀졌다. 이는 이탈리아 포칠리의 IRCCS(지중해 신경외과 연구소) 역학부문, 마리아라우라 보나치오(Marialaura Bonaccio) 박사 연구팀이 발표한 연구 보고이다.

연구팀은 대규모의 집단역학연구인 몰리사니연구(Moli-Sani Study, 유럽과 지중해 사람을 대상으로 향신료와 사망 위험의 연관성을 밝힌 첫 연구)에 참가한, 건강한 성인남녀 2만2,881명을 대상으로 고추의 섭취 빈도와 사망률과의 연관성을 약 8년에 걸쳐 추적조사 하였다. 그 결과 고추를 일주일에 4번 이상 먹는 사람은, 고추를 먹지 않는 사람에 비해 총 사망 위험률이 23% 낮았다.

낮아진 사망 위험률의 내역을 살펴보면 심장병이 34%, 허혈성 심질환이 44%, 뇌졸중은 66%로, 뇌졸중의 사망 위험률이 가장 낮아진 것을 알 수 있다. 또한, 고추 섭취량이 늘어나면 염분의 섭취량이 줄어드는 경향이 있다. 그러므로 감염(減鹽) 즉, 염분 섭취를 줄임으로써 얻을 수 있는 건강효과가 간접적인 요인으로 작용한 것인지도 모른다. 건강장수를 위한 향신료로 고추를 활용해보기 바란다.

22

생강
염분 섭취를 줄이는 향신료, 암 예방에도 효과적!

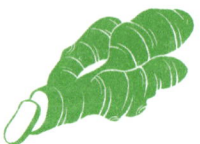

    고추와 생강을 조합하여 먹으면 암의 발생을 억제할 수 있다는 흥미로운 연구 보고가 있다.

    고추는 앞(144쪽)에서 소개한 것처럼 다양한 건강효과를 인정받고 있는데, 생강에도 고추 못지않은 건강효과가 있기 때문에, 한방에서는 생약으로 많이 사용하고 있다.

    생강은 생강과(科)의 다년초로 뿌리줄기를 식재료나 생약으로 사용한다. 생강 특유의 매운 성분인 진저롤은 피의 흐름을 좋게 하여 몸의 냉증을 개선하거나, 면역력을 높이는 작용을 하는 것으로 보고되고 있다. 고추와 생강은 모두 아시아 요리에 폭넓게 사용된다. 각각의 약효가 있지만 고추와 생강을 같이 사용하면 더 건강한 음식궁합을 만들 수 있다.

    중국 허난대학교 약학대의 성난 겅(Shengnan Geng) 박사 연구팀은 간암이 발병하기 쉬운 상태의 실험 쥐에게 캡사이신과 진저롤을 먹이고, 각각의 성분이 간암의 발병률에 미치는 영향을 조사하였다.

그 결과 캡사이신만 먹인 그룹은 모든 쥐가 간암에 걸린 것에 비해, 진저롤만 먹인 그룹의 간암 발병률은 캡사이신만 먹인 그룹의 약 50%로 절반의 확률이었다. 또 캡사이신과 진저롤을 모두 먹인 그룹에서는, 캡사이신만 먹인 그룹에 비해 약 25%까지 감소하였다. 쥐의 간세포를 조사하였더니 염증이 발생된 상태였지만, 진저롤만 먹인 그룹에서는 이 염증이 억제되어 있었다.

생강이 염증을 억제하는 작용을 하는 것은 명확하다. 아주 매운 맛을 좋아하는 사람이라면 고추와 생강을 함께 섭취하면 염증을 더 효과적으로 억제할 수 있을 것이다. 이는 뇌의 염증에도 효과가 있을 것으로 보여지므로, 암 예방뿐만이 아니라 치매 예방 효과도 기대할 수 있다.

23

껍질째 먹는 사과·초록 토마토
고령자의 근력 저하를
예방한다.

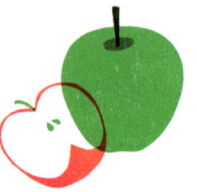

 '매일 사과를 1개씩 먹으면 의사가 필요 없다'는 영국의 유명한 속담이 있다. 이는 사과에 여러 가지 건강효과가 있다는 것을 잘 나타내는 말이다.

 최근 발표된 논문에서도 하루에 1개씩 섭취하는 사과는 혈중 콜레스테롤을 낮추는 스타틴계(系) 약제보다 효과가 더 나을 정도로, 심장병으로 인한 사망률을 낮춘다고 추찰하였다. 또, 사과가 고령기의 근력 저하를 예방하는 데에 효과적이라는 연구 발표가 공개되어 화제를 불러 모으기도 했다.

 미국 아이오와대학교 의과대학의 크리스토퍼 아담스(Christopher Adams) 박사 연구팀은 사과 껍질에 있는 성분 중 하나인 우르솔산과 초록 토마토에 함유되어 있는 토마티딘이라는 성분이 굶주림으로 생기는 근육 소모를 억제한다는 것을 밝혀냈다. 또, 노화에 따른 근력 저하 예방에도 이 두 가지 성분이 효과적인 것으로 밝혀졌다.

연구팀은 고령의 실험 쥐에게 0.27%의 우루솔산 또는 0.05%의 토마티딘을 넣은 먹이를 2개월간 주고, 일반 먹이를 준 실험 쥐와 비교하였다. 결과는 우루솔산을 준 쥐의 근육량이 9% 늘어났고, 근력은 30%나 증가하였다. 토마티딘을 준 실험 쥐도 거의 같은 수준으로 근육량은 10%가 늘어났고, 근력은 33% 증가하였다.

이 두 가지 성분은 화학구조가 다르므로 각각 다른 두 성분이 같은 유전자에 작용했을 것이라는 가설을 세우고, 근육조직에서 그 유전자를 특정(特定)하는 데에 성공하였다. 또, 그 유전자를 없애거나 줄인 쥐는 고령기에 접어들어도 근육량이 감소하지 않았다.

아담스 박사는 이 유전자에 관한 연구가 진행된다면 나이가 들면서 자연스럽게 발생하는 근육감소를 막는 보충제나 신약이 개발될 수도 있다고 결론지었다. 아직은 먼 훗날의 일이므로 그때까지는 사과 껍질이나 초록 토마토를 섭취하는 것이 좋겠다. 단, 익지 않은 초록 토마토는 신맛이 나므로 먹기가 쉽지 않다. 사과를 껍질째 먹는 것이 더 손쉬운 방법일 것이다.

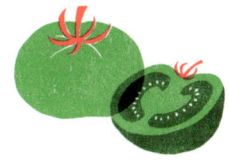

24

굴
아연이 부족하면
혈압이 높아진다.

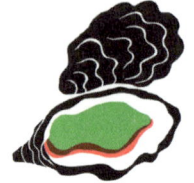

굴도 적극적으로 먹어야 하는 식재료 중 한 가지이다. 바다의 우유라고도 불리는 굴은, 비타민B군, 철, 타우린 등 현대인에게 부족하기 쉬운 영양소가 풍부하게 함유되어 있는데, 특히 주목받고 있는 성분은 아연이다.

아연은 우리 몸에 필요한 필수 미네랄로 여러 장기(臟器)에 존재하며 대사에 필요한 효소의 활성을 조절하고, 단백질의 합성이나 DNA의 전사(轉寫, DNA가 가지고 있는 유전자 정보를 베껴서 RNA로 옮기는 것)에도 관여한다.

또한 아연은 태아와 유아의 발육과 생명유지 외에, 간기능이나 인지기능 등에서도 중요한 역할을 한다. 아연이 부족하면 빈혈, 식욕부진, 만성 설사, 면역력 저하와 같은 다양한 증상이 나타나는 것으로 알려져 있다. 최근에는 아연이 부족하면 고혈압을 초래할 가능성이 있다고 하여 더욱 주목받고 있다.

미국 에모리대학교 클린토리아 윌리엄스(Clintoria R. Williams) 박사 연구팀은 신장의 나트륨 재흡수에 중요한 역할을 담당하는 염화나트륨 공동 수송체(sodium chloride cotransporter, NCC)가 아연에 의해 조절되고 있는 것에 주목하였다.

쥐를 이용한 실험을 실시하여 아연을 제거한 먹이를 준 그룹과 일반 먹이를 준 그룹으로 나누고, 쥐의 혈압과 소변 속 나트륨 배설량, NCC의 활성을 비교해 보았다. 그 결과 아연이 부족한 쥐는 신장내 세뇨관의 NCC 활성이 상승하여 신장에서 나트륨의 재흡수가 촉진되었고, 소변으로 배출되는 양이 감소하여 혈액 속에 나트륨이 늘어났다. 이로 인해 혈압이 상승하였다.

고혈압은 동맥경화를 촉진하고, 뇌혈관성 치매를 일으키는 위험요인이 된다. 혈압이 높거나 인지기능 저하가 걱정 된다면, 굴이나 뱀장어, 돼지의 간 등 아연이 풍부한 음식을 적극적으로 섭취하는 게 좋겠다.

25

흑초
인지기능을 개선하고, 혈압을 안정시킨다.

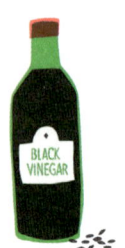

식초는 혈압을 내리는 효과가 있는 것으로 알려져 있는데, 식초의 한 종류인 흑초에는 치매를 예방하는 효과가 있다고 보고 되어 관심이 집중되고 있다.

흑초는 현미를 원재료로 만드는데 일반 식초에 비해 아미노산이 풍부한 것으로 알려져 있다. 일본에서는 검은 토기 항아리에 담아 1~3년에 걸쳐 발효·숙성하여 만들어지는 가고시마현(鹿児島県)의 흑초가 유명하다.

흑초와 인지기능과의 관계를 밝혀낸 것은 가고시마대학교 공동수의학부의 카노우치 히로아키(叶内宏明) 부교수의 연구팀이다. 연구팀은 특히 학습·기억 장애, 면역부전(免疫不全), 개일리듬 수면장애(概日, 하루를 주기로 하여 나타나는 생물 활동이나 이동의 변화 현상으로 식물의 광합성이나 나팔꽃의 개화 따위가 이에 속한다. 개일리듬 수면장애는 하루 주기로 일어나는 자연스러운 수면 패턴이 깨지는 것.)와 같은 증상이 자연적으로 발생하는, 노화 촉진

모델의 실험 쥐를 이용하여 다음과 같은 실험을 진행하였다.

10배로 농축한 흑초를 먹이의 0.25%가 되도록 섞어 최장 24주간 준 실험 쥐와 일반 먹이를 준 실험 쥐로 나누고 공간학습기능을 비교하였다.

결과는 일반 먹이를 먹은 쥐보다 흑초 섞은 먹이를 먹은 쥐가 공간기억장애의 개선효과를 보인 것으로 확인되었다. 또, 쥐의 뇌 속 유전자 발현을 조사한 결과 흑초를 섭취한 쥐는 단백질의 비정상적인 응집을 억제하는 유전자가 활성화되어 있었다.

알츠하이머병은 아밀로이드 베타라는 단백질의 비정상적인 응집이 원인이라고 알려져 있으므로, 흑초에 의한 인지기능의 개선은 단백질의 비정상적인 응집을 억제한 결과일 것이라고 카노우치 부교수는 추찰하였다.

흑초는 그대로 마시거나 꿀을 섞거나, 스무디 등에 넣으면 성분의 손실 없이 섭취할 수 있다. 이 외에도 탕수육(소스에 흑초를 넣는다)이나 닭날개 조림 같은 요리의 조미료로도 활용할 수도 있다. 편의점이나 슈퍼마켓 등에서 판매하는 흑초 음료도 있지만, 설탕과 과당 포도당액당 등이 첨가된 것이 많다. 음료에 사용된 원재료를 확인하여 설탕과 기타 당이 들어있지 않은 것을 선택하는 것이 좋다.

26

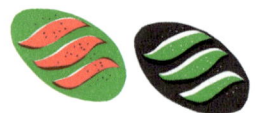

호밀빵
당뇨 발병 위험을 억제하여 뇌를 젊게 한다.

미국에서 베스트셀러가 되었던 『그레인 브레인』(Grain Brain, 데이비드 펄머트David Perlmutter 지음)을 일본어로 번역하여 출판하는 일을 맡은 적이 있다. 저자인 데이비드 펄머트 박사는 정제된 밀가루가 ADHD(주의력 결핍 과잉행동 장애)나 우울증과 같은 정신질환, 불면증, 비만이나 당뇨병과 같은 생활습관병, 치매 등과 연관성이 있다고 경종을 울렸다.

한편, 전립분(全粒粉)이나 호밀로 만든 빵은 영양가도 높은 데다가 밀의 풍부한 맛을 느낄 수 있기 때문에 건강에 관심이 많은 사람들에게 인기가 있는 식품이다. 전립분이나 호밀로 만든 빵의 건강 효과를 뒷받침하는 연구 보고가 여러 편 있는 것도 사실이다. 최근에는 호밀빵이 당뇨병의 발병 위험을 낮추는 것으로 보고되어 화제를 불러 모으고 있다.

국제암연구기관(IARC)의 페카 케스키 라코넨(Pekka Keski-Rahkonen) 박사 연구팀은 핀란드의 건강한 남녀 15명을 대상으로, 밀가루로 만든 빵을 4주간 섭취하게 한 후와 통호밀로 만든 빵(Wholegrain rye bread)을 4주간 섭취하게 한 후에 혈액검사를 실시하여, 혈장 속 대사산물(代謝産物)의 양을 비교하였다. 그 결과 통호밀빵을 섭취했을 때에 세로토닌, 타우린, 알파GPC(글리세로포스포콜린) 등의 농도가 유의미하게 저하되었다.

세로토닌은 뇌의 신경전달 물질로 잘 알려져 있는데 우리 몸속에 존재하는 세로토닌의 약 90%는 소화관의 점막에서 합성되고, 뇌 속의 세로토닌은 전체의 약 2%에 지나지 않는다. 장 속의 세로토닌은 연동운동을 촉진하며, 과잉 분비되면 설사를 일으킨다.

참고로, 설사와 변비를 반복하는 과민성 대장 증후군에서는 세로토닌이 과잉 분비되는 것으로 보고된 바가 있다. 또, 장 속 세로토닌의 과잉분비는 포도당 내성에 이상을 일으켜서, 당뇨병을 초래할 수 있다는 보고도 있다.

케스키 라코넨 박사는 호밀빵을 먹으면 혈액 속의 세로토닌 농도가 낮아져서, 당뇨병 예방과 정장(整腸)작용을 촉진할 가능성이 있다고 하였다. 빵을 좋아하는 사람이라면 되도록 호밀빵을 선택하자.

27

올리브 오일
인지기능 개선효과까지
기대된다.

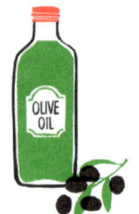

    지중해식 식단이 생활습관병과 치매 예방에 좋은 식사라는 것은 수많은 연구 보고에 의해 증명되었다. 다행히 그 은혜로움은 지중해 지역에 살고 있는 사람들만 누리는 것이 아니라, 다른 지역에 살면서 지중해식 식단을 실천하고 있는 사람들에게도 나타나고 있다.

    지중해식 식단 중 레드 와인, 어패류, 채소처럼 건강효과가 밝혀진 식재료에 관한 연구 보고가 여럿 있지만, 역시 가장 주목받는 것은 '엑스트라 버진 올리브 오일(extra virgin olive oil)'이다. '엑스트라 버진'은 '첫 번째로 압착한 것'을 말하는데, 신선한 올리브 오일에는 항산화 작용으로 노화를 억제하는 폴리페놀이 풍부하게 함유되어 있다. 더불어 엑스트라 버진 올리브 오일에는 인지기능을 개선하는 효과도 있는 것으로 확인되었다.

    미국 템플대학교 의과대학 도메니코 프라티코(Domenico Praticò) 박사 연구팀은 쥐를 이용한 실험에서, 엑스트라 버진 올리브 오일이 '오토파지(autophagy 자가포식:세포가 영양소 결핍 상태가 되었을 때, 불필요한 단백질을 분해하거나 불필요한 세포 성분을 스스로 제거해 에너지원으로 재생산하는 활동)'를 활성화해, 알츠하이머병을 개선하는 것을 확인하였다. 오토파지는 일본의 오스미 요시노리(大隅良典)가 발견하여, 노벨 생리의학상을 받아 많은 화제가 되었다.

연구팀은 알츠하이머병이 발병하도록 조작된 실험 쥐에게 1년간 엑스트라 버진 올리브 오일을 주고, 공간인지기능 검사를 실시하였다. 그 결과 일반 먹이를 준 실험 쥐에 비해 공간인지기능이 유의미하게 개선되었다.

실험을 마친 후 쥐의 뇌를 분석하여 보니 엑스트라 버진 올리브 오일을 준 쥐의 뇌에서는 오토파지가 활성화되어 알츠하이머병을 발생시키는 이상(異常) 단백질의 축적이 감소하여 인지기능이 개선되었다.

엑스트라 버진 올리브 오일은 그 외에도 여러 가지 효과가 확인되었다. 올리브 오일이 주는 건강효과를 통째로 얻고 싶다면, 가열하지 않고 드레싱 등으로 만들어 그대로 섭취하는 것이 가장 좋다.

28

전통 가정식
발아현미와 된장이
뇌를 활성화한다.

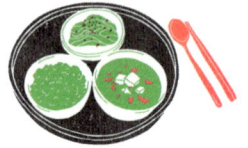

　알츠하이머병이 발병하면 수면 각성 리듬이 무너져 낮과 밤이 바뀌는 생활을 할 수도 있다. 증상이 진행되어 시공간파악능력(지금이 언제이고(시간), 여기가 어디인지(장소)를 알 수 없게 되는 상태) 저하가 더해지면, 한밤중에 배회하는 괴로운 이상행동을 점점 더 하게 된다.

　미국 캘리포니아대학교 샌프란시스코캠퍼스 글래드스톤연구소의 호르헤 팔로프(Jorge Palop) 박사 연구팀은 '개재(介在)뉴런'이라고 불리는 신경세포가 뇌의 개일리듬(槪日리듬, 하루를 주기로 하여 나타나는 생물 활동이나 이동의 변화 현상으로 식물의 광합성이나 달맞이꽃, 나팔꽃의 개화 따위가 이에 속한다)을 제어하는 작용을 담당하고 있는 것에 주목하여 다음과 같은 실험을 실시하였다.

　알츠하이머병에 걸린 실험 쥐의 대뇌피질의 뉴런을 조사한 결과 병이 진행됨에 따라 뇌의 개재뉴런 수가 감소하였고, 그에 따라 뇌의 개일리듬이 무너져서 기억·학습 같은 인지 기능의 저하로 이어지는 것을 알게 되었다.

그래서 실험 쥐 태아의 뇌에서 개재뉴런의 근원이 되는 '태아 뇌조직'을 꺼내어 알츠하이머병에 걸린 쥐의 뇌에 이식한 결과, 이식편(移植片, 한 개체에서 다른 개체나 같은 개체의 다른 부위에 이식되는 조직의 일부)에 존재했던 줄기세포가 개재 뉴런으로 분화하여, 새로운 신경회로를 형성하는 것에 성공하였다.

뇌파를 측정하였더니 알츠하이머병에 의해 억제되어 있던 감마파가 되살아나서 개일리듬이 정상화됨과 동시에 인지기능도 개선되었다. 개일리듬이 개선된 쥐의 뇌에서는 분화한 개재뉴런이 GABA(가바)라는 억제성 신경전달 물질을 합성하였다.

GABA는 발아현미, 채소 절임, 백미소(일본 된장)등 일반적인 일본 가정식의 주요 재료에도 함유되어 있다. 개재뉴런이 분비하는 GABA와 동일하지는 않지만, 식재료에 함유되어 있는 GABA도 신경을 진정시키는 작용을 한다. 뇌의 리듬을 유지하기 위해서 발아현미로 지은 밥과 된장국, 채소 절임 같은 전통적인 가정식을 먹는 게 도움이 된다.

29

채소와 과일 즙 찌꺼기
건강한 간식을 만들어 보자!

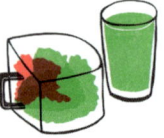

도넛이나 케이크 등 폭신하게 부푼 달콤한 구움 과자에 사용되는 베이킹 파우더는 '팽창제'라고도 부른다. 팽창제에는 두 종류가 있다. 하나는 중조(탄산수소나트륨)가 원료인 베이킹 소다이다. 다른 하나는 제1인산칼슘과 탄산수소나트륨, 옥수수 전분이 원료인 베이킹 파우더이다. 두 가지 모두 탄산가스를 발생시켜 과자를 부풀게 한다.

베이킹 파우더 중에는 명반(明礬, 황산 알루미늄)을 사용하는 제품이 있다. 알루미늄은 알츠하이머병을 일으킬 위험이 있으므로, 그 안전성을 우려하는 목소리도 있다. 그런 가운데 베이킹 파우더 대신 채소나 과일의 즙을 짜고 남은 찌꺼기를 이용하여 건강에 좋은 구움 과자를 만드는 방법이 개발되어 화제를 불러모으고 있다.

미국 워싱턴대학교의 기리쉬 가냘(Girish Ganjyal) 박사 연구팀은 옥수수 전분에 즙을 짜고 남은 당근의 찌꺼기를 섞으면 과자를 팽창시키는 효과가 생긴다는 것을 발견하였다.

연구팀은 옥수수 전분 100g에 당근 찌꺼기를 5g, 10g, 15g씩 각각 더하여 과자를 구운 후, 완성된 구움 과자의 팽창률, 밀도, 용해도, 수분 흡수율, 미세한 구조, 카로틴 함유량 등을 조사하였다. 그 결과 5g의 찌꺼기를 더한 과자의 팽창률이 가장 높았고, 완성 모양도 우수한 결과가 나왔다.

게다가 구움 과자의 맛이나 식감에 영양을 미치지 않고 맛있게 완성되었다. 오히려 식이섬유와 채소의 영양소 등이 더해졌기 때문에 한층 건강한 식품이 되었다고 할 수 있다.

건강을 위해 착즙기를 활용하는 사람이 늘어나고 있지만, 한편으로는 즙을 짜고 남은 많은 양의 찌꺼기를 아까워하는 목소리도 들려온다. 앞서 소개한 방법처럼 베이킹 파우더 대신 사용한다면 과일이나 채소의 찌꺼기를 효과적으로 활용할 수 있는 데다가 건강한 구움 과자를 먹을 수 있어 일석이조라고 할 수 있다.

30

녹황색 채소
신경을 보호하여 인지기능 저하 억제.

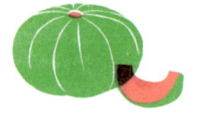

　녹황색 채소라고 하면 당근이나 호박, 피망, 토마토 등 베타카로틴이 풍부하게 함유되어 있는 채소를 모두 일컫는다. 일본후생노동성(우리나라의 보건복지부, 고용노동부, 여성가족부에 해당하는 일본의 행정기관)이 정한 녹황색 채소의 기준은 먹을 수 있는 부분 100g 당 카로틴 함유량이 600㎍(마이크로그램) 이상인 채소라고 할 수 있다.

　녹황색 채소에 동맥경화, 암, 생활습관병 등을 예방하는 효과가 있다는 것은 다수의 연구 보고로 알려져 있었는데 이후에 인지기능과의 연관성도 보고되었다. 그중에서도 녹황색 채소에 함유되어 있는 루테인이라는 영양소는 눈의 신경을 보호한다고 알려져 있는데, 뇌에도 좋은 영향을 미칠 가능성이 있는 것으로 밝혀져 주목받고 있다.

　미국 일리노이대학교 네이먼 칸(Naiman Khan) 박사 연구팀의 보고로 망막의 루테인 농도가 높은 사람은 중년기가 되었을 때 노화에 의한 인지기능의 저하가 느리게 진행되는 것으로 밝혀졌다.

연구팀은 25~45세의 건강한 성인을 대상으로 점멸광(點滅光)에 대한 반응에서 망막의 루테인 농도를 측정하였다. 뇌의 인지기능은 주의력 작업 중의 뇌파로 해석하였다. 여기서 주의력 작업 중이라는 것은 무작위로 우향 화살표나 좌향 화살표가 표시되었을 때 우향 화살표에만 주목하는 '플랭커 과제(Flanker task)'를 푸는 작업을 말한다.

그 결과 망막의 루테인 농도가 높은 피험자는 나이가 들었어도 플랭커 과제 중의 뇌파가 젊은이와 같은 모양의 패턴으로 나타났다. 이로써 노화에 의한 뇌의 신경활동 저하가 극히 적은 것을 알 수 있었다.

망막과 마찬가지로 뇌 속에서도 루테인이 신경세포를 보호하므로 노화에 의한 신경세포 장애가 억제되어, 중년기에 접어들어도 젊은이와 같은 수준의 주의력과 집중력을 유지할 수 있었을 것이라고 칸 박사는 추찰하였다.

이번 조사로 뇌의 신경활동은 중년기부터 노화에 의해 변화하는 것으로 밝혀졌다. 뇌의 신경활동 저하를 늦추기 위해서 루테인이 많이 들어있는 녹황색 채소를 적극적으로 먹는 것이 좋다.

31

채소와 과일
하루에 한 접시만 더 섭취하자!

　건강을 위해서 채소와 과일을 섭취하도록 권장하게 된 계기 중의 하나가 1977년에 미국에서 발표된 「맥거번 리포트(McGovern report)」이다. 이 유명한 리포트는 '심장병을 비롯한 여러 가지 만성 질환은 육식 중심의 잘못된 식생활이 원인이 되는 병이므로 약으로는 낫지 않는다'라고 결론을 짓고, 7가지 항목의 식사개선 지침을 세웠다.

　간단하게 정리하면 고칼로리·고지방 식품, 즉 고기나 유제품, 달걀과 같은 동물성 식품의 섭취량을 줄이고, 가능한 한 정제되지 않은 곡물, 채소, 과일을 많이 섭취하도록 권고하였다. 또한 가장 이상적인 식사는 일본의 겐로쿠시대 이전의 전통적인 식사(도정하지 않은 곡류를 주식으로 하고, 반찬은 계절 채소, 해조류, 적은 양의 어패류로 동물성 단백질을 섭취하는 것)라고 발표하였다.

　이후 많은 역학연구가 실시되어 채소와 과일의 섭취는 심장병과 암을 예방하는 데에 효과가 있는 것으로 밝혀졌다. 단, 섭취량과는 어떤 연관성이 있는지에 대해서 일정한 견해가 없었다.

그런 가운데 미국 하버드대학교의 프랭크 후(Frank B. Hu) 박사 연구팀이 지금까지 공표된 총합 83만3,234명의 참가자와 5만6,423명의 사망자를 포함하는 16건의 연구 보고를 종합적으로 분석하여 채소와 과일의 섭취량과 전체 사망 위험률, 심혈관 질환과 암으로 인한 사망 위험률과의 연관성을 조사하고 그 결과를 발표하였다.

결과를 살펴보면 채소와 과일의 섭취량을 하루에 한 접시씩 늘릴 때마다 전체 사망 위험률이 5% 낮아지는 것으로 밝혀졌다. 좀 더 구체적으로 검토해보면, 전체 사망 위험률의 감소 중 4%는 심혈관 질환으로 인한 사망 위험률의 감소로 암으로 인한 사망 위험률과의 연관성은 밝혀지지 않았다.

채소와 과일을 하루 5접시까지 섭취했을 때에는 섭취한 양과 관련하여 전체 사망 위험률이 수직으로 저하하였지만, 5접시 이상 섭취하니 눈에 띄는 감소효과는 보이지 않았다. 하루 5접시의 과일과 채소를 섭취하는 것이 가장 이상적이라고 할 수 있지만, 그보다는 어제보다 한 접시 더 먹는 것부터 실천해보면 어떨까.

32

무농약 채소
가능한 한 농약을 사용하지 않은 것.

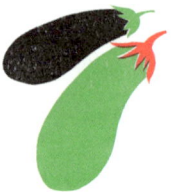

「맥거번 리포트」(164쪽 참조)는 미국의 상원의원이었던 조지 맥거번(Geroge Stanley McGovern)이 당시 대통령의 지시로 미국의 의료비가 증가한 이유를 조사하였고, 이를 해소하기 위한 방법을 정리하였다. 이것이 1977년에 5,000쪽에 달하는 조사 보고서로 제출된 「맥거번 리포트」이다.

보고서에는 당시 미국인의 주요 사망원인이었던 심장병, 암, 뇌졸중 등은 잘못된 식생활로 인해 발생한 병이기 때문에 약이나 수술만으로는 의료비를 줄일 수 없다는 내용이 있다. 그러면서 육식 중심이며 설탕과 소금의 섭취가 많은 식사를 바로잡아야 하고, 정제되지 않은 곡물, 채소, 과일을 많이 섭취해야 한다고 권고하였다.

「맥거번 리포트」가 발표된 후 미국의 암 발생률은 감소하였지만 당뇨병의 증가라는 새로운 문제가 발생하였다. 그 이유는 정제된 밀과 가공식품의 섭취량이 늘어났기 때문이라고 생각할 수 있다. 「맥거번 리포트」가 보고되었던 당시에는 밀과 가공식품의 소비량이 그 정도로 많지는 않았을 것이다.

자신이 먹기 위해 선택하는 식품이라면 되도록 그 품질에도 신경을 써야 한다. 채소와 과일, 축산물까지 모두 어떠한 환경에서 자랐는지에 따라 식품의 질이 달라진다. 같은 채소라도 많은 양의 농약과 화학비료로 키운 것을 건강한 식재료라고 말하기는 어렵다. 그러나 유감스럽게도 시장에 나오는 채소는 농약과 화학비료를 사용하여 재배된 것이 대부분이다.

건강을 위한 이상적인 농업 방법은 농약을 사용하지 않고 식물의 힘을 그대로 살려 기르는 자연농법이다. 농약과 화학비료에 해를 입지 않은 본연의 건강한 토지에서 유기비료도 사용하지 않고 기른 채소는 농약을 치지 않아도 해충이 꼬이지 않고, 수확한 후에도 상하는 대신 그저 시들어갈 뿐이다. 맛도 농약과 화학 비료를 사용해 기른 것과는 비교할 수 없이 풍부하고 좋다.

농약과 화학비료를 사용하면 흙속의 미생물이 다양하게 존재할 수 없게 된다. 이런 흙에서 자란 채소는 해충을 막기 위해 필요한 파이토케미컬(phytochemical)을 만들어 내지 않는다. 편리함과 수확량을 위해 농약과 화학비료에 의지한 결과 채소 본연의 좋은 맛과 건강효과를 잃어버리는 것은 대단히 안타까운 일이다. 생산자를 응원하는 의미에서라도 조금 비싸더라도 무농약 채소를 먹기를 권한다.

33

신선한 생과일
그 자체로 즐기면
치매를 예방할 수 있다.

당뇨병은 치매 발병의 큰 요인이 된다. 당뇨병에 걸리면 치매에 걸릴 위험이 2배로 높아지고, 수명은 무려 10년이나 단축될 수 있다. 정제 당질이 많이 들어있는 가공식품과 패스트푸드, 특히 탄산이 든 청량음료 등이 당뇨병의 발병 위험을 높이는 식품으로 자주 지적되지만, 과일에 관해서는 의견이 엇갈리는 편이다.

과일은 당질이 많기 때문에 당뇨병을 앓는 사람에게는 좋지 않다는 연구 보고가 있는가 하면, 과일의 식이섬유가 당뇨병을 예방한다는 연구 보고도 있으므로 결론은 아직 나지 않았다고 볼 수 있다.

영국 옥스포드대학교 화이동 두(Huaidong Du) 박사 연구팀이 '생과일을 섭취하면 당뇨병의 발병을 예방할 수 있다'는 연구 보고를 발표하였다. 연구팀은 중국 카두리바이오뱅크(China Kadoorie Biobank) 조사에 참가한 중국인 48만2,591명을 대상으로 약 7년간 추적조사를 실시하였다. 이는 생과일 섭취량과 당뇨병의 발병위험, 당뇨 합병증의 위험, 사망률과의 연관성에 관한 조사였다.

그 결과 생과일을 많이 섭취한 그룹은 섭취량이 가장 적은 그룹에 비해 당뇨병의 발병률은 12%, 총사망률은 17% 낮게 나타났다. 또, 이미 당뇨병을 앓고 있던 3만300명을 분석한 결과 그 수치 차이가 더 커서 총사망률은 41% 낮았고, 합병증의 발병 위험도 낮았다.

생과일이 당뇨병의 예방과 개선에 어떻게 효과를 미치는지에 대한 메커니즘은 아직 밝혀지지 않았지만, 생과일이 당뇨병 예방에 효과적이라는 것은 알 수 있는 결과이다. 조사를 실시한 지역의 피험자가 혈당치를 올리기 쉬운 바나나 포도 등이 아닌 식이섬유가 풍부하고 혈당치를 쉽게 올리지 않는 사과, 배, 오렌지 등을 많이 섭취한 것과도 연관이 있을 것이라고 두 박사는 말한다.

신선한 생과일에는 파이토케미컬과 비타민 등 건강효과를 기대할 수 있는 성분이 풍부하게 함유되어 있다. 다만 혈당치를 쉽게 올리지 않는 과일을 염두에 두고 섭취하는 게 좋다.

34

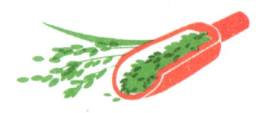

현미
흰 쌀밥과 국수보다는 현미와 메밀을 먹자.

최근 아시아에서 '제2형 당뇨병(여러 가지 원인에 의해 상대적으로 인슐린 저항성이 증가하여 발생하는 경우)'의 증가가 심각한 문제로 떠오르고 있다. 2030년에는 당뇨병 환자 수가 중국이 6,350만 명(45% 증가), 인도가 8,700만 명(72% 증가)에 달할 것으로 추측되고 있다. 증가 추세를 보이고 있는 것은 일본도 마찬가지여서, 2007년에는 890만 명이었던 것이 2012년에는 950만 명으로 늘어났다(한국의 당뇨병 환자의 수는 2017년 현재 337만 명). 당뇨병 환자의 증가는 더이상 남의 일이 아니게 되었다.

미국 하버드대학교 의과대학 산하 조슬린당뇨병센터의 윌리엄 수(William C. Hsu) 박사 연구팀은 아시아에서 당뇨병이 증가한 배경에는 전통적인 식사에서 서양식 식사로 바뀐 식생활에 원인이 있을 것이라는 점에 주목했다.

연구팀은 제2형 당뇨병의 발병 위험률이 높은 아시아계 미국인 24명과 백인 16명을 대상으로 8주간에 걸쳐 하루 세 끼 전통적인 아시아 요리와 간식용 과자 1종류를 피험자의 집으로 보냈다.

참고로 전통적인 아시아 요리는 탄수화물 70%, 단백질 15%, 지질 15%의 구성에 하루 33g의 식이섬유가 함유된 식사였다. 8주 후 실시한 혈액검사 결과에서 두 그룹 모두 인슐린 저항성이 개선되었고, LDL(유해)콜레스테롤이 낮아졌다.

계속 실험을 진행하여 9주째에 아시아계 미국인 20명과 백인 13명에게는 식이섬유의 함유량이 낮은 서양식 식사로 바꾸어 섭취하도록 하고, 나머지 7명에게는 그대로 아시아 요리를 계속 섭취하게 하였다. 그 결과 서양식 식사로 바꾼 그룹은 아시아인과 백인 모두 인슐린의 효능이 나빠졌다. 더구나 아시아인에게서 그런 경향이 더 강하게 나타났다.

슈 박사는 전통적인 아시아 요리에 풍부하게 함유된 식이섬유와 낮은 지방이 당뇨병 발병을 억제하는 효과로 이어졌다고 볼 수 있다고 했다. 식이섬유가 풍부했던 전통적인 아시아 요리에 최근 들어 식이섬유가 부족해진 이유는 주식이 현미에서 정제된 백미로 바뀐 것이라고 볼 수 있다. 100g 당 식이섬유의 양을 따져보면 현미밥이 1.4g, 백미밥이 0.3g이다. 하루 세 번 식사를 한다고 생각하면 그 차이는 상당히 커진다. 치매 발병의 확률을 높이는 당뇨병을 예방하기 위해서는 백미보다는 현미를 즐기는 것이 좋다.

35

수용성 식이섬유
뇌와 장의 염증을 억제하고 치매를 예방한다.

　식이섬유는 식물에 들어있는 난소화성(難消化性) 성분을 모두 일컫는 말로 크게 수용성(水溶性)과 불용성(不溶性)으로 분류된다. 예전에는 식이섬유가 아무런 도움이 되지 않는 성분으로 여겨진 적이 있었다. 그러나 장 속 세균에 의해 분해되어 에너지원으로 이용되거나 식후 혈당치의 상승을 완만하게 하고, 콜레스테롤의 흡수를 억제하며, 비만을 예방하는 등 식이섬유가 가진 다양한 건강효과가 최근에 확인되었다.

　일본의 후생노동성(우리나라의 보건복지부, 고용노동부, 여성가족부에 해당하는 일본의 행정기관)은 식이섬유를 18세 이상의 남성은 하루 20g이상, 여성은 18g 이상 섭취하도록 권장하고 있다. 하지만 실제로는 하루 평균 15g 밖에 섭취하지 않고 있어 권장섭취기준에는 못 미치고 있는 현실이다.

　식이섬유의 훌륭한 효능은 미국 일리노이대학교의 스테파니 맷

(Stephanie M Matt) 박사 연구팀이 발표한 다음의 연구 보고를 보면 아주 잘 알 수 있다.

연구팀은 고령기의 인지기능 저하와 치매 발병에 있어 뇌의 염증이 깊이 연관되어 있다는 것에 주목하였다. 그래서 장 속 세균이 수용성 식이섬유를 분해할 때 만드는 뷰티르산(낙산) 등의 짧은사슬지방산이 뇌의 염증을 억제하고, 뇌의 노화를 늦출 가능성이 있다는 것을 동물실험으로 검증하였다.

고령의 실험 쥐에 수용성 식이섬유가 다량 함유되어 있는 먹이를 준 그룹과 수용성 식이섬유의 함유량이 적은 먹이를 준 그룹으로 나누어 4주 후에 장과 뇌에 생긴 염증을 비교하였다.

그 결과 수용성 식이섬유의 함유량이 적은 먹이를 먹은 그룹은 뇌의 해마에 강한 염증이 생겼다. 한편, 수용성 식이섬유의 함유량이 많은 먹이를 먹은 그룹은 장 속에 뷰티르산 등의 짧은사슬지방산이 생성되어 뇌의 해마에 생긴 염증도 억제되었다. 맷 박사는 장 속 유익균이 만들어 낸 짧은사슬지방산이 미크로글리아라는 염증세포에 작용하여 뇌의 해마에 생긴 염증을 억제하는 것으로 밝혀졌다고 주장하였다.

수용성 식이섬유는 돼지감자, 양파, 오크라, 우엉, 야콘, 마늘, 해조류 등에 풍부하게 들어있다. 뇌의 염증을 억제하기 위해서 이런 식품들을 적극적으로 꾸준히 섭취하는 것이 좋다.

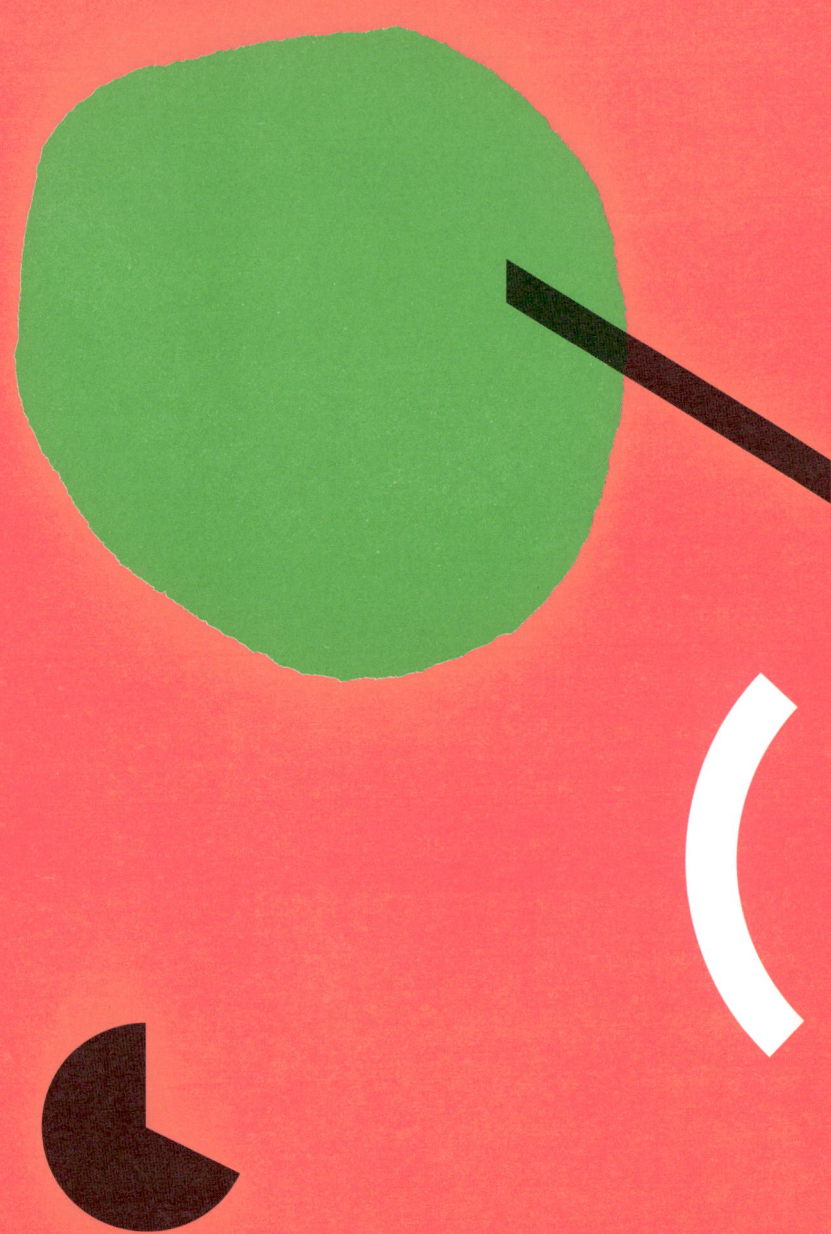

Part 3

치매를 부르는 음식 20

뇌를 손상시키는 음식을 피하면 치매가 멀어진다

01

설탕
음식의 맛을 내는 정도만 사용하자!

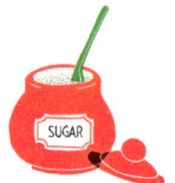

　단맛을 더한 커피음료나 탄산음료, 아이스크림, 케이크, 도넛처럼 달콤한 간식은 누구라도 먹어본 적이 있을테고, 즐겨 먹는 이들도 있다. 이런 음식들에 들어있는 설탕은 뇌를 치매에 걸리게 하는 주요한 요인이 될 수 있다.

　설탕은 포도당과 과당으로 구성된, 자당(蔗糖) 또는 수크로스(sucrose)라고 불리는 당질(糖質)로, 사탕수수나 사탕무 등을 정제하여 만드는 대표적인 감미료이다. 설탕을 섭취하면 혈당치(혈액 속의 포도당의 양)가 급상승한다. 혈당치가 높은 상태로 유지되면 혈관의 노화가 진행되기 쉽고, 동맥경화가 발생해 혈관성 치매나 알츠하이머병에 걸릴 위험이 높아진다.

　치매를 예방하기 위해 혈당치가 높아지는 식품 섭취를 피하는 것이 좋다는 사실은 건강 정보에 관심있는 이들에게는 상식이라고 해도 과언이 아니다. 2015년에 WHO(세계보건기구)는 설탕의 소비량을 총 칼로리의 5% 미만으로 제한하도록 권장하였다. 건강을 위해서라면 설탕 섭취를 절제해야 한다는 것은 명백한 사실이다.

그렇지만 슈퍼마켓이나 편의점에는 단맛 좋은 과자가 늘 진열되어 있고, 다양한 채널을 통해 신제품 디저트의 광고가 나온다. 달콤한 간식의 인기는 사그라들 기미가 전혀 없다. 게다가 머리로는 알고 있지만 끊을 수 없는 것이 설탕의 무서운 점이다. 거기에는 이유가 있다. 왜냐하면 설탕은 약물과 마찬가지로 의존성을 초래하기 때문이다.

덴마크 오르후스대학교의 앤 란다우(Anne Landau) 박사팀은 돼지를 이용하여 실시한 연구에서 단 한 번의 설탕물 섭취로 뇌 속의 오피오이드 수용체와 도파민 수용체가 변화하여, 다시 많은 보상(설탕물)을 요구하게 된다(의존성을 초래한다)고 하였다. 도파민 수용체란 모르핀 등의 약물과 마찬가지로 다행감(多幸感, 어떤 상황이나 자극에 과하게 행복감을 느끼는 것. 마약 등의 복용으로 유발되는 감정)을 초래하는 신경회로를 말한다.

이 실험에서는 돼지에게 12일간 계속해서 농도 25%의 설탕물 2L를 하루 한 시간 동안 자유롭게 마실 수 있도록 하였다. 실험에 사용한 설탕물의 아주 강렬한 단맛은 과자의 단맛과는 다르지만, 설탕의 의존성은 무시할 수 없다. 매일같이 단맛 나는 과자를 먹으면 결국 끊을 수 없게 될 수 있다. 의존성을 불러일으키는 설탕이 듬뿍 들어간 식품은 가능한 한 피하는 것이 좋다.

02

밀
매일 먹는 흰 빵이 뇌를 손상시킨다.

    밀은 설탕과 함께 치매를 부르는 대표적인 음식으로 꼽을 수 있다. 밀의 주성분인 글루텐은 장에 염증을 일으키고, 글루텐 과민증이나 새는 장(腸) 증후군(Leaky gut Syndrome, 장 벽의 차단 기능이 저하되어 소화되지 않은 음식물이나 유해물질이 혈관 속으로 새어나와버리는 상태. 장(腸) 누수 증후군이라고 부르기도 함, 35쪽 참조)을 일으키기도 한다.

    글루텐에 민감하게 반응하는 글루텐 과민증은 미국에서는 총인구의 5% 정도이고, 일본인은 그보다 조금 더 낮다고 알려져 있으므로 그다지 많은 사람이 앓고 있는 것은 아니다. 그러나 최근, 글루텐이 장 벽의 차단 기능을 손상시켜 새는 장 증후군이나 알츠하이머병의 발병 위험을 높이는 것으로 알려짐으로써 대부분의 사람들에게 글루텐이 유해하다고 지적되었다.

    밀에는 의존성이 있으므로 평소에 계속해서 먹으면, 배가 불러서 만족스러운 상태가 되더라도 금방 또 먹고 싶어진다. 하지만 이는 진짜 식욕이라고 볼 수 없다. 결국 가짜 식욕으로 인해 지나치게 밀 식품을 많이 먹게 되어 비만을 초래하게 된다.

　밀로 만든 음식이라고 하면 구체적으로 모든 종류의 빵, 파스타, 면류(중화면, 우동, 소면 등), 케이크, 쿠키, 도넛, 만두 등 다방면에 걸쳐 있다. '화과자(和菓子)는 괜찮을까요?'라는 질문을 받는 경우가 종종 있는데, 타이야키(도미모양으로 구운 일본식 붕어빵)나 도라야키 역시 밀로 만들기 때문에, 화과자라고 해서 모두 괜찮은 것은 아니다. 원재료를 확인하여 밀로 만든 것은 가능한 한 적게 먹는 것이 좋다. 그런 행동들이 모이면 자연스럽게 치매 예방으로 이어질 수 있다.

　밀과 설탕을 조합한 음식은 더욱 더 위험하다. 밀과 설탕 두 가지 모두 의존성이 있는데다가, 뇌의 염증을 유발한다. 즉, 알츠하이머병을 일으키는 강력한 방아쇠가 될 수 있다는 말이다. 그러므로 '밀가루로 만든 단맛이 나는 음식'은 피하는 것이 상책이다.

　안타깝게도 이런 음식은 사람들이 평소에 즐겨 먹는 것들이 대부분이다. 밀과 설탕의 위험성이 알려지면서 건강을 위해서 절제하는 사람이 늘어나고 있는 추세이지만, 그럼에도 불구하고 밀가루와 설탕에 중독되어가는 사람도 많이 있다. 밀로 만든 달콤한 과자를 먹기 전에, 앞으로 먹게 될 그 한 입이 뇌의 염증을 일으킨다는 것을 상기하여 가능한 한 먹는 횟수를 줄이도록 하자.

03

트랜스지방산
뇌에 염증을 일으키는 기름.

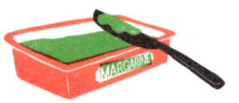

트랜스지방산이라는 위험한 기름을 알고 있는가? 이는 지방산의 일종으로 마가린이나 쇼트닝, 업소용 식물성 유지 등을 가공하는 과정에서 발생한다. 또, 동물성 지질에도 천연 유래의 트랜스지방산이 얼마간 들어있다. 트랜스지방산은 동맥경화의 발생 위험을 높이는 것으로 알려져 있다.

미국식품의약국(AACP)은 미국약학협회와 미국국립과학원(NAS)이 발표한 '트랜스지방산은 가능한 한 적게 섭취해야 한다'는 제안을 받아들여, 2006년부터 트랜스지방산의 함유량 표시를 의무화하였다. 미국에서는 식품이 함유하고 있는 트랜스지방산의 양을 1인분으로 표시하고 있는데, 식품 1인분 당 트랜스지방산이 0.5g 미만일 경우에는, 함유량을 '0g'으로 표시할 수 있다.

2015년에는 트랜스지방산을 함유하고 있는 '부분경화유(Partially Hydrogenated Oils)'를 '식용의 목적으로 사용할 경우 일반적으로 안전하다고 인정할 수 없다'고 판단하였다. 그래서 2018년 6월 이후부터는 부분경화유를 식품에 첨가하는 것을 원칙적으로 허용하지 않는다는 방침을 세웠다.

WHO(세계보건기구)도 트랜스지방산의 섭취에 경종을 울리고 있으며, 트랜스지방산의 섭취량을 총 에너지 섭취량의 1%(하루 2400kcal 섭취 시 2.2g) 미만으로 억제하도록 목표치를 설정하였다. 유럽에서도 트랜스지방산의 사용을 엄격하게 규제하고 있다. 2019년 유럽연합집행위원회는 '소비자를 대상으로 판매하는 식품에 들어 있는 트랜스지방(천연 유래 트랜스지방은 제외)은 지질 100g 당 2g을 넘지 않도록 해야 한다'는 규제를 도입하였다. 2021년 4월 이후부터는 이 규제를 충족시키는 식품만 유통할 수 있게 되었다.

일본에서는 트랜스지방산의 섭취량이 WHO의 목표치를 밑돌고 있다며, 트랜스지방산의 함유량 표시를 의무화 하지 않고 있다. 트랜스지방산의 함유량 표시가 없기 때문에, 자신이 트랜스지방산을 얼마나 섭취하고 있는지 파악할 수 없는 것이다(한국의 경우 2007년 12월부터 식품 내 트렌스 지방 함량 표기가 의무화되었다. 단, 0.2g 미만일 경우까지는 0g으로 표기할 수 있다.). 뇌의 손상을 피하기 위해서, 마가린이나 쇼트닝, 식물성 유지를 사용하여 만든 가공 식품은 가능한 한 섭취하지 말 것을 권장한다.

04

카놀라 오일
학습능력과 기억력을 저하한다.

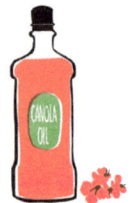

　카놀라 오일은 품종 개량한 유채 씨로 만든 식물성 기름으로 가격이 싸면서 건강한 기름이라는 인식 하에 전 세계에서 사용되고 있다. 일본에서도 소비량이 많아서, 식용유 등의 원재료로도 이용되고 있다. 이런 카놀라 오일이 학습능력과 기억력을 저하시키고, 체중 증가를 초래한다는 것이 쥐를 이용한 실험으로 밝혀졌다는 충격적인 뉴스가 화제를 불러일으켰다.

　실험은, 미국 템플대학교 의과대학의 도메니코 프라티코(Domenico Praticò)박사 연구팀이 실시했다. 연구팀은 일반 먹이로 사육한, 알츠하이머병이 발병하기 쉬운 모델의 실험 쥐를 생후 6개월이 되었을 때, 일반 먹이를 주는 그룹과 카놀라 오일을 첨가(사람이 먹는 양으로 환산하면 1T=15ml)한 먹이를 주는 그룹으로 나누었다. 그리고 12개월 후에 체중과 인지기능을 비교하였다.

　그 결과 카놀라 오일을 첨가한 먹이를 준 실험 쥐는 일반 먹이를 준 실험 쥐에 비해 체중이 18%나 증가하였고, 인지기능에서는 작업 기억이 저하되었다. 또, 실험 쥐의 뇌를 해부해 보았더니 작업 기억에 필요한 신경회로의 시냅시스가 감소하였다.

이 실험결과도 충격적이지만 일본에서 소비되는 카놀라 오일의 상당량이 캐나다산 유전자 변형 원재료를 사용하여 건강에 문제를 일으키는 노르말헥산이라는 용제(溶劑)로 추출한 오일이라는 점도 우려스러운 부분이다. 카놀라 오일이 어떻게 인지기능에 영향을 주는지, 구체적인 이유는 아직 밝혀지지 않았다. 그렇지만 적어도 지금까지 건강하다고 굳게 인식되어왔던 것에는 의문을 품지 않을 수 없다.

카놀라 오일은 가정과 외식 산업에서 모두 활용되고 있기 때문에 어떤 사람은 자신도 모르는 사이에 매일 섭취하고 있을 수도 있다. 앞서 소개한 실험은 동물 실험이기는 하지만 우려스러운 결과이다. 조리용 기름은 쉽게 산화되지 않고, 치매 예방에도 효과적인 올리브 오일을 사용할 것을 권장한다.

05

콩기름
비만을 부르는 기름.

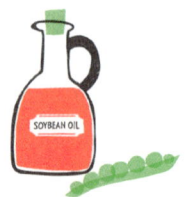

　콩기름은 콩의 종자가 원재료인 식물성 기름으로 식용유나 마요네즈, 마가린 등의 원재료로 사용되고 있다. 콩기름의 수요가 늘어난 때는 포화지방산이 심장병을 일으키는 위험인자라는 잘못된 꼬리표가 붙으면서, 식물성 기름(불포화지방산)의 섭취를 권장하던 1960년 이후이다. 콩기름의 소비량은 점점 늘어나 미국에서는 콩기름이 식물성 기름 소비량의 3분의 2를 차지하고 있을 정도이다.

　그러나 미국 캘리포니아대학교 리버사이드캠퍼스의 프랜시스 슬라덱(Frances Sladek) 박사 연구팀은 쥐를 이용한 실험으로 콩기름이 비만을 초래하는 기름이라고 경고하고 있다. 연구팀은 콩기름을 먹인 실험 쥐와, 포화지방산인 코코넛 오일을 먹인 실험 쥐의 2개 그룹으로 나누어 비교하였다.

　그 결과 콩기름 그룹은 코코넛 오일 그룹에 비해 체중이 25%나 증가하였다. 또한, 과당을 먹인 실험 쥐는 코코넛 오일을 먹인 실험 쥐에 비해 체중 증가가 12%에 그친 것으로 나타나, 콩기름이 비만을 가장 초래하는 것으로 밝혀졌다.

실험 결과로만 보자면 건강하다고 여겨져 왔던 불포화지방산(콩기름)이 가장 건강하지 않았고, 건강하지 않다며 부정적으로 인식되어 왔던 포화지방산(코코넛 오일)이 가장 건강한 기름인 것으로 밝혀진 것은 참으로 아이러니한 일이다.

연구팀은 실험 쥐의 포도당 내성(혈액 속 포도당을 처리하여 혈당치를 정상적으로 유지하는 능력)도 조사하였는데 그 결과 콩기름을 먹인 실험 쥐는 당뇨병 유형으로 나타났지만, 코코넛 오일과 과당을 먹인 실험 쥐는 정상이었다.

콩기름은 오메가6계 지방산의 함유량이 많다. 오메가6계 지방산이 몸속에서 대사되어 만들어지는 아라키돈산은 염증을 일으키고 비만이나 당뇨병을 진행시키는 것으로 알려져 있다. 뇌의 손상을 피하기 위해서라면 콩기름이 들어있는 식용유나 마가린, 쇼트닝, 식물성 유지를 사용하여 만든 가공식품(과자나 시판 드레싱)을 가능한 한 피할 것을 권한다.

06

팜 오일
코코넛 오일과는 전혀 다른 기름.

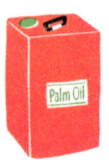

    팜 오일은 기름야자에서 추출한 기름이다. 주성분은 약 50%의 팔미트산(酸)과 약 35%의 올레인산 그리고 약 10%의 리놀렌산과 약 5%의 스테아린산이다. 겉보기에는 물론이며 이름 때문에 코코넛 오일과 혼동하는 경우가 많다. 그러나 코코넛 열매를 압착하여 만든, 중간사슬지방산이 풍부한 코코넛 오일과는 전혀 다른 기름이라는 것을 기억해두어야 한다.

    팜 오일은 컵라면 등과 같은 인스턴트 식품, 감자칩 같은 스낵류, 초콜릿이나 아이스크림 등에 폭넓게 사용되고 있지만, 식물성 유지라고만 표시된다. 그렇기 때문에 소비자는 자신이 팜 오일을 얼마나 섭취하고 있는 지를 제대로 파악할 수 없다.

    실제로, 일본에서 수입한 팜 오일 양의 약 90%(약 50만 톤)가 식용으로 사용되어, 일본인 한 명당 한 해에 약 4kg의 팜 오일을 소비하고 있다는 계산이 나온다. 트랜스지방산을 대체할 기름으로 권장되고 있는 것이 많은 소비량에 영향을 끼치고 있는 지도 모른다.

팜 오일에 대해서는 찬반 양론의 논문이 보고되고 있다. 이탈리아 밀라노의 마리오 네그리(Mario negri)약학 연구소의 엘레나 파토레(Elena Fattore) 박사 연구팀은 팜 오일과 심장병에 관한 51편의 논문을 포괄적으로 조사하여 건강효과를 검증하였다.

그 결과 팜 오일은 올리브 오일이나 오메가3계 지방산에 비해, 중성지방과 LDL(유해)콜레스테롤의 수치를 상승시키고, 동맥경화를 촉진하여 심장병의 발병 위험을 높인다고 밝혀졌다.

한편, 트랜스지방산을 팜 오일로 대체한 경우에는 중성지방을 낮추고, HDL(유익)콜레스테롤의 수치를 높이는 것으로 알려졌다. 즉, 팜 오일은 올리브 오일이나 EPA·DHA와 비교하면 건강에 좋지 않은 기름이 되지만, 트랜스지방산과 비교하면 건강한 기름이 된다는 것을 알 수 있다. 팜 오일은 가공식품에 많이 사용되고 있어 그만큼 먹을 기회가 많으니 지나치게 많이 섭취하지 않도록 신경 쓰는 편이 좋다.

07

동물성 지질
과잉 섭취는 동맥경화를 부른다.

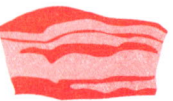

지금까지 고기에 풍부한 포화지방산은 건강에 좋지 않은 기름이고, 생선이나 식물에 들어있는 불포화지방산은 건강에 이로운 기름이라고 인식되어 왔다. 그러나 최근 건강효과를 주목받고 있는 코코넛 오일에 들어있는 중간사슬지방산은 포화지방산이지만, 당뇨병과 치매를 예방하거나 개선하는 효과가 있는 것으로 확인되었다. 이로써 포화지방산이 무조건 나쁜 기름이라고만은 할 수 없게 되었다.

심장병에 영향을 미치는 포화지방산의 종류와 양을 밝혀내기 위하여, 미국 하버드대보건대학원 치 쑨(Qi Sun) 박사의 연구팀은 미국에서 실시한 두 가지 대규모 종단연구(縱斷硏究)의 데이터를 분석하였다.

하나는 1984년부터 2012년까지 7만3,147명의 여성을 대상으로 실시한 간호사 건강연구이고, 다른 하나는 1986년부터 2010년까지 4만 2,635명의 남성을 대상으로 실시한 의료종사자 추적조사이다.

이들 데이터에서 포화지방산의 섭취량과 관동맥 질환과의 연관성을 조사하였다.

그 결과 포화지방산 중에서도 팔미트산, 스테아린산, 미리스트산, 라우르산의 섭취량이 많은 사람은 섭취량이 적은 사람에 비해 관동맥 질환의 발병 위험률이 높은 것으로 나타났다. 또, 가장 좋지 않은 영향을 미치는 것이 팔미트산과 스테아린산인 것으로 밝혀졌다.

팔미트산은 팜 오일이나 쇼트닝, 버터와 같은 유지류에 많이 들어 있고, 스테아린산은 소고기 등심, 라드(돼지기름), 돼지고기 등심과 같은 동물성 지질에 많이 들어있다.

이런 것들을 올리브 오일이나 EPA·DHA 등으로 바꾸어 섭취하는 것이 심장병 예방에 도움이 될 것이다. 물론, 코코넛 오일로 바꾸어 섭취해도 좋다. 몸에 나쁜 기름을 줄이고, 건강한 기름을 늘리는 것이 치매 예방에 효과적이다.

08

극단적 가공식품
인공적인 먹거리에는 언제나 위험이 따른다.

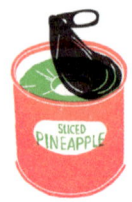

    농산물이나 축산물, 수산물을 원재료로 하여 가공 처리와 조리 과정을 거쳐 제조한 식품을 모두 가공식품이라고 부른다. 예전에는 보존기간을 길게 하거나, 좋은 식감을 내기 위해서 소금, 설탕, 기름 등을 첨가하였다. 그러나 최근에는 일반적인 조리에는 사용하지 않는 향료나 유화제, 인공감미료 등을 사용하게 되면서, 이런 것들을 사용하여 만든 제품을 '초(超)가공식품(울트라 가공식품, Ultra-processed food) 등으로 부른다.

    초(극단적)가공식품의 종류는 슈퍼마켓이나 편의점에서 봉지 포장 상태로 판매되고 있는 빵이나 과자, 디저트, 치킨너겟 같은 재구성육(고깃 조각에 결착제 등을 더해 가공한 고기), 인스턴트 국수류, 인스턴트 수프, 시리얼 등 셀 수 없이 많다. 편의점에 진열되어 있는 대다수의 식품이 초(극단적)가공식품 이라고 생각해도 좋을 것이다.

최근 이러한 초(극단적)가공식품의 위험성이 지적되었다. 브라질 상파울루대학교 영양학과의 카를로스 아우구스토 몬테이로(Carlos Augusto Monteiro) 박사 연구팀은 초(극단적)가공식품의 보급과 첨가당의 섭취량 증가와의 사이에서 연관성을 발견하고, 미국에서 실시한 국민건강 영양조사의 9,000명 이상의 식사 데이터(2009~2010년)를 채택하여 상세하게 조사하였다.

놀랍게도 초(극단적)가공식품의 섭취 칼로리는 총 칼로리의 약 60%를 차지하고 있었고, 초(극단적)가공식품으로 섭취하는 첨가당은 무려 총 칼로리의 약 90%인 것으로 밝혀졌다. 초(극단적)가공식품 중에서도 가장 섭취량이 많은 것은 청량음료(총 칼로리의 약 17.1%를 차지)로 과일 주스(13.9%), 케이크와 쿠키, 파이 등(11.2%), 빵(7.6%), 디저트류(7.3%) 과자 등의 스낵류(7.1%), 시리얼(6.4%), 아이스크림류(5.9%)가 그 뒤를 이었다.

치매로부터 뇌를 지키고 건강하게 오래 살기 위해서는 이런 가공식품의 섭취량을 줄이는 것부터 항상 염두에 두는 것이 좋다.

09

호르몬제 투여한 소고기 뇌에 염증을 일으키고 유방암을 부른다.

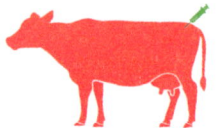

당질 과잉섭취에 따른 위험성을 인식하게 되면서 동시에 육식이 인기를 끌고 있다. 그중에서도 소고기 스테이크는 목초 사육우의 붐과 더불어 인기가 치솟고 있다. 목초 사육우를 먹는 양 만큼 오메가3계 지방산의 섭취량이 늘어나므로 문제될 것은 없지만, 미국산 소고기를 선택하는 경우라면 주의가 필요하다.

왜냐하면 미국산 소고기는 여러 가지 문제가 있는 식품으로 지적되고 있기 때문이다. 가장 큰 위험성은 호르몬제 투여일 것이다. 미국은 물론이거니와 일본에서도 소의 발육 촉진을 위해 호르몬제를 사용하고 있다.

호르몬제는 사람이나 동물의 몸속에 존재하는 천연 호르몬과 화학적으로 합성하여 만드는 합성 호르몬의 두 종류가 있다. 천연 호르몬은 적절하게 사용하면 크게 영향이 없다고 알려져 있지만, 합성 호르몬은 어린이의 성 조숙증을 일으키거나 암을 유발할 수도 있다는 우려가 지적되고 있다.

합성 호르몬을 계속 사용하는 것이 안전한지 아닌지에 대해서는 과학적인 증거가 없다. 우리 몸에 좋지 않을 것이라고 추측하고 있지만, 어떠한 인과 관계가 있는지를 증명하는 것이 어렵기 때문이다. 그러나 미국산 소고기의 위험성을 알려주는 흥미로운 데이터가 있다.

1989년에 EU(유럽연합)는 호르몬제를 사용하여 키운 소고기의 수입을 금지하였고, 그 이후로도 일체 허용하지 않고 있다. '의심스러운 것은 미연에 방지해야 한다'는 EU의 자세는 참으로 훌륭하다. 그리고 그 결과가 숫자로 나타났다.

호르몬제가 유방암 발병의 위험 요소가 된다는 것은 지금까지 지적되어 왔지만, EU가 호르몬제를 사용하여 키운 소고기의 수입을 금지한 7년 후에는 EU의 대다수 국가에서 유방암으로 인한 사망률이 감소하였고, 그중에는 45% 가까이 감소한 국가도 있다.

일본에는 EU와 같은 규제가 없다. 미국산 소고기는 슈퍼마켓 선반에 진열되어 있고, 외식산업에 사용되고 있는 소비량도 상당량에 달할 것으로 보인다. 일본에서도 유방암이 해마다 증가하는 추세이다. 호르몬제를 투여한 소고기는 위험성이 의심되므로 가능한 한 피하는 것이 안심할 수 있는 방법이다.

10

햄·소시지·베이컨 즐겨 먹는 사람은 주의가 필요하다.

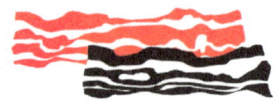

초(극단적)가공식품 중에서도 소비량이 높은 것은 가공육인 햄, 소시지, 베이컨 등이다. 이런 종류는 첨가당의 위험성 외에 동물성 지질도 풍부하므로, 당뇨병이나 동맥경화를 일으킬 우려가 있다. 무엇보다도 이런 가공육을 과잉섭취하면 대장암 발병 위험이 높아지는 것으로 알려져 있을 뿐만 아니라, 최근에는 유방암과도 연관성이 있다고 지적되고 있다.

미국 하버드대학교의 마리암 파비드(Maryam Farvid) 박사 연구팀은 붉은 고기(소, 돼지, 양 등의 고기)의 가공육과 유방암과의 연관성에 관하여 이미 발표된 17편의 논문을 분석하였다. 그 결과 붉은 고기의 섭취량이 가장 많은 그룹은 가장 적은 그룹에 비해 유방암 발병 위험률이 6% 높았고, 가공육의 섭취량이 가장 많은 그룹은 9%나 높았다. 붉은 고기는 생육환경에 따라 품질이 달라질 수 있지만, 가공육은 섭취량을 절제하는 것만이 안심할 수 있는 방법이다.

Check it 11

철저한 구강 관리
치매와 감염병 예방에 도움

치주병의 원인이 되는 진지발리스균은 성인 약 20%의 입속에 존재한다고 한다. 식사를 할 때 한 냄비의 음식을 여러 명이 함께 먹거나, 입맞춤 등을 통해 타인으로부터 옮아 입속에 정착하는 균으로 밝혀졌다. 그리고 치주병 환자의 약 80%가 진지발리스균을 가지고 있다. 사실 이 진지발리스균은 세포에 침입하는 힘이 강해서, 잇몸 혈관에 침투하여 몸 전체에 악영향을 끼치는 것으로 밝혀졌다. 특히 동맥경화와의 연관성이 지적되고 있는 가운데, 혈관 조직에서 진지발리스균이 발견되었다는 보고가 여러 편 있다. 또, 뇌와 치아는 가까이 자리하고 있기 때문에 진지발리스균이 침입하기 쉽고, 진지발리스균이 침입하면 알츠하이머병의 발병률이 높아지는 것으로 알려졌다. 치주병은 대표적인 만성염증의 하나이므로 방치하면 면역력의 저하를 초래하여 감염병의 위험도 높아진다. 평소 칫솔과 치간 칫솔을 사용하여 꼼꼼하게 이를 닦는 습관을 기르도록 하자.

11

패스트푸드
기름과 염분의 이중 공격.

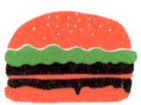

　미국식 패스트푸드가 일본에 보급되기 시작한 것은 1970년대이다. 패스트푸드는 조리 시간이 짧아서 주문 후 바로 먹을 수 있는 편리함과 참신함이 인기를 끌어 급속도로 퍼져 나갔다. 이제는 패밀리 레스토랑, 규동(소고기 덮밥), 라멘, 카레, 회전초밥 등 일본의 독자적인 패스트푸드가 등장하여 외식산업으로 자리잡았다.

　반면, 2003년에 WHO(세계보건기구)는 패스트푸드와 비만의 연관성을 지적하였고, 2007년에는 세계암연구기금(World Cancer Research Fund)이 암의 예방 차원에서 패스트푸드 섭취를 절제해야 한다는 방침을 강력하게 내세웠다. 패스트푸드가 건강하지 않은 식사라는 의식을 불러일으키기 시작한 것이다.

　미국 보스턴 대학교 메건 맥크로리(Megan McCrory) 박사 연구팀은 미국 내 10곳의 패스트푸드 레스토랑을 중심으로 1986년, 1991년, 2016년의 세 번에 걸쳐 메뉴의 종류, 요리의 양, 칼로리, 염분, 칼슘, 철 등의 영양가를 조사하였다. 이 30년 동안 메뉴의 종류는 평균

226% 증가하였고, 요리의 양은 10년마다 조금씩 늘어났다. 영양적인 면에서는 메인 요리의 염분이 눈에 띄게 증가하였고, 디저트의 칼로리가 높아졌다.

칼로리의 증가는 비만을 초래하고, 염분의 증가는 고혈압 발병의 위험을 높인다. 패스트푸드는 건강 유지에 방해가 될 위험성이 매우 높은 음식이다. 치매에 걸리지 않기 위해서는 자연의 식재료를 이용하여 전통적인 조리법으로 만든 가정식이 이상적이라는 것을 새삼 되새기게 된다.

12

튀김
산화한 기름은 뇌와 혈관에 매우 위험하다.

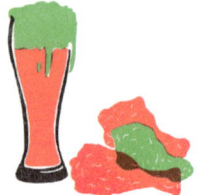

    서구화된 식생활로 늘어난 것이 고기나 어패류, 채소 등에 달걀과 밀가루, 빵가루를 입혀 식용유에 튀겨낸 음식이다. 돼지고기, 닭고기, 소고기를 튀긴 커틀릿이나 가라아게는 이제 점심이나 저녁 식사의 단골메뉴가 되었다. 패스트푸드에는 감자튀김이 햄버거와 함께 세트 메뉴로 구성되어 있다.

    사실 튀긴 음식은 트랜스지방산과 AGEs(최종당화산물)등 우리 몸에 나쁜 영향을 끼치는 부산물이 발생하는 위험한 음식이다. 트랜스지방산에 대해서는 앞에서도 다루었지만, AGEs는 단백질과 당질을 고온에서 조리했을 때에 결합하여 만들어지는데 노화를 촉진하는 원인물질로 알려져 있다.

    세계의 주요 조리법을 살펴보면 파키스탄, 인도, 방글라데시, 스리랑카 등의 남아시아 여러 국가에서는 튀김이 전통적인 조리법이고, 중국에서는 주로 볶고, 끓이고, 찌는 조리법이 많다.

영국 에든버러대학교의 라즈 보팔(Raj Bhopal) 박사 연구팀은 튀긴 음식을 즐겨 먹는 국가에서 심장병에 의한 사망률이 높은 것에 주목하여, 튀긴 음식과 심장병과의 연관성에 대해서 조사하였다.

기름을 150℃ 이상 가열하면 트랜스지방산과 AGEs가 발생한다. 연구팀은 남아시아에서는 튀김 요리에 사용하는 식용유를 교체하지 않고 여러 번 쓰는 경우가 많다는 것에 주목하였다. 남아시아의 튀김 요리를 조사한 결과, 많은 양의 트랜스지방산이 들어있었고 AGEs도 검출되었다. 참고로, 중국의 볶음 요리에서는 트랜스지방산이 거의 검출되지 않았다. AGEs는 볶을 때보다 튀길 때 더 많이 발생한다는 것을 알 수 있다.

튀긴 음식은 기름의 감칠맛과 바삭바삭한 식감으로 뛰어난 맛을 자랑하지만, 치매를 예방하기 위해서 먹는 횟수를 제한할 것을 권장한다.

13

국수와 밥 세트
당질, 위험한 기름,
염분의 삼중 폐해.

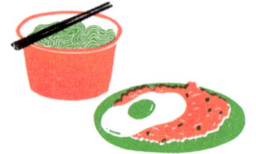

　라멘 한 가지만으로도 '밀+당질+오메가6계 지방산+염분'으로 구성된, 건강에 매우 좋지 않은 식사라고 할 수 있다. 여기에 볶음밥이나 쌀밥이 더해진 '라멘 라이스 세트'는 수명을 단축시키는 위험한 메뉴라고 해도 과언이 아니다. 그런데도 라멘 전문점에는 대부분 이런 세트 메뉴가 있고, 더구나 직장인들에게 인기가 많다.

　몇 년 전부터 당질 과잉섭취에 의한 폐해를 계몽해왔기 때문에 건강에 관심이 많은 사람은 이런 메뉴를 주문하는 일이 적을 것이다. 그러나 아직까지도 이런 메뉴가 있다는 것은 주문하는 사람이 있기 때문일 것이다.

　쌀밥은 물론이며 밀가루로 만든 국수는 모두 의존성이 높은 식품이기 때문에, 늘 먹는 사람은 좀처럼 끊을 수 없다는 것은 알고 있다. 그러나 탄수화물만으로 구성된 '라멘과 밥'이라는 조합은 뇌를 늙게 하는 최강의 팀이라고 할 수 있으니 되도록 끊어야 한다.

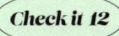

치과 치료 시 주의할 점

치매 발병의 위험이 될 수도 있다

치매의 요인으로 '치과 치료를 끝낸 치아'가 지적되고 있는 것은 그다지 알려져 있지 않다. 수은은 치매를 일으킬 위험이 가장 높은 유해물질로 여겨지지만 일본을 비롯한 전 세계에서 치아의 치료에 사용되어 왔다. 수은과 다른 금속과의 합금인 '아말감'은 수은의 위험성이 지적된 30년쯤 전부터 점차 쓰이지 않게 되어, 지금은 거의 찾아볼 수 없다. 그러나 고령자 중에는 과거에 치과 치료를 마친 치아가 악영향을 미치고 있는 사례가 적잖이 있다.

치아에 채워 넣은 아말감에서 하루 평균 1~10μg(마이크로그램)의 수은이 방출된다고 알려져 있다. 그렇기 때문에 치아에 있는 아말감은 제거하는 것이 좋지만, 아무런 대책도 없이 치료하면 깎아낸 아말감을 삼켜버릴 수 있기 때문에 대단히 위험하다. 깎아낸 치아를 목구멍으로 삼키지 않도록 하는, 러버 댐(Rubber dam)이라고 부르는 고무판을 사용하여 치료하는 의사에게 진료를 받는 것이 좋다.

14

햄버거·감자튀김·콜라
뇌를 멍하게 만드는
3종 세트.

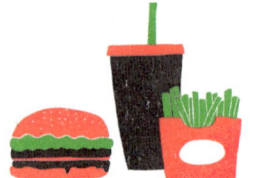

'라멘 라이스 세트'와 똑같이 위험한 패스트푸드 조합이 '햄버거·감자튀김·콜라'로 구성된 세트 메뉴이다. 패스트푸드는 비교적 싼 가격으로 배를 든든히 채울 수 있기 때문에 무심코 이용하는 사람이 많을 것이다.

나는 이 세트 메뉴의 조합을 '악의 3종 세트'라고 부른다. 아마 먹고 있는 여러분도 이 세트 메뉴의 폐해를 어렴풋하게 인식하고 있을 것이다. 알고는 있지만 나도 모르게 손이 가는 정말로 악한 3종 세트이다.

도대체 악의 3종 세트의 어떤 점이 그토록 나쁜 것일까? 일반적으로 햄버거 패티는 곡물사료를 먹고 자란 소고기를 사용해 만든다. 어쩌면 호르몬제를 맞은 소고기일지도 모른다. 그렇다면 염증을 촉진하는 오메가6계 지방산으로 가득할 가능성이 높다.

햄버거 패티를 감싸는 번(bun)은 글루텐이 풍부한 밀이 원재료이다. 거기에 과당포도당액당이 들어간 토마토 케첩을 바르기 때문에, 뇌에 여러 가지 악영향을 미친다는 것쯤은 쉽게 상상할 수 있다. 또, 트랜스지방산과 AGEs가 듬뿍 들어있는 감자 튀김, 과다한 당분의 콜라가 더해지므로 틀림없는 '악의 3종 세트'이다.

볼이 미어지게 햄버거를 먹고 있는 직장인을 보고 있노라면 앞으로 늘어날 당뇨병과 치매가 걱정이 되어 견딜 수가 없다. 매일 먹는 점심 식사는 당신의 뇌와 몸을 만들기 위해서 영양소를 보급하는, 말하자면 '먹는 보충제'와 같은 것이다. 싼 가격이나 편리함으로 고를 것이 아니라 영양의 균형을 생각해야 한다.

추천하는 식사는 샐러드나 뿌리채소 조림, 채소나 해조류의 초무침, 나물류와 같은 채소 반찬에, 구운 생선이나 돼지고기 생강구이 등 단백질이 풍부한 메인 요리로 구성된 가정식이다. 삶은 달걀이나 온천 달걀, 간장 양념과 향신 채소를 올린 냉두부 요리도 추천하는 반찬이다.

15

도넛·페이스트리
끊을 수도 멈출 수도 없는
위험한 음식.

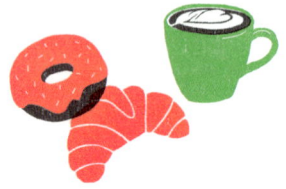

달달한 도넛이나 페이스트리 같은 단 빵도 좀처럼 끊을 수 없는 위험한 음식의 대표적인 예이다. 이런 빵들을 좋아해서 항상 입에 달고 사는 사람들 중에 피부 미인은 없다. 설탕이나 버터는 거친 피부와 직결되어 있고, 마가린은 트랜스지방산으로 가득하기 때문에 혈관이 늙어 버리고 만다. 여성의 경우, 겉으로 보이는 나이가 몸속 노화의 정도와 상관관계가 있다는 보고가 있다. 피부가 거칠다는 것은, 혈액 속에 당과 지방이 늘어나서 몸속 건강이 좋지 않은 상태에 빠져 있다는 것을 의미한다.

몸속과 외모를 모두 생기발랄하게 유지하고 싶다면, 도넛이나 페이스트리처럼 밀로 만든 단맛이 나는 음식은 '단호하게 끊을' 정도의 각오는 다져야 한다. 음식을 먹었을 때 잠시 느끼는 행복감을 택할 것인가, 미래에 뇌가 늙어가는 것을 예방하기 위해 이런 음식들을 피할 것인가 중에 가능하다면 후자를 선택할 것을 권한다.

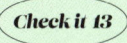

인터넷을 활용하자
생활의 즐거움을 찾아보자

신종 코로나 바이러스 감염증(COVID-19)의 확산을 예방하기 위해서, 'STAY HOME', '집에서 생활하자'는 표어 등이 등장했다. 바이러스의 확산은 줄어들었을 수 있지만 사람들은 집에서 보내는 시간에 점점 익숙해졌다. 그러나 집안에서만 시간을 보내면, 아무래도 뇌에 자극을 주는 일은 적어질 수밖에 없다. 자극이 적은 생활을 계속하다 보면 뇌는 멍한 상태가 되어버린다.

그럴 때 반드시 활용해야 하는 것이 인터넷이다. 인터넷은 정보의 보고로 자료를 찾을 때에도 편리하고, 커뮤니케이션의 도구로도 활용할 수 있다. 블로그나 페이스북(Facebook), 라인(LINE), 트위터(Twitter)등의 SNS를 이용하면, '문장을 쓰는' 행동과 이런 문장을 보고 있는 사람들과의 교류(커뮤니케이션)를 통해 두뇌 트레이닝을 하게 된다. 그러나 SNS는 득이 될 수도, 실이 될 수도 있기에 양날의 칼처럼 위험하다. 'SNS 피로 증후군'이라는 신조어가 생길 정도이기 때문이다. SNS가 스트레스가 되어 버리면, 두뇌 트레이닝은커녕 뇌를 손상시키는 결과를 낳게 된다. 지쳤을 때에는 잠시 쉬거나, 계정 공개의 범위를 제한하는 등의 방법을 선택하는 것이 좋다.

16

단맛 나는 커피
기분전환 음료에도
위험이 따른다.

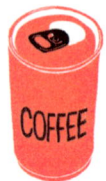

　단맛이 나는 커피뿐만이 아니라, 단맛이 나는 음료수의 대부분이 뇌를 늙게 한다. 특히 감미료로 사용되고 있는 과당포도당액당은 알츠하이머병과 연관성이 있는 것으로 시사되었기 때문에 주의가 필요하다.

　꿀이나 과일에 들어있는 과당(프럭토스)은 혈당치를 쉽게 올리지 않으므로 섭취해도 좋은 당질로 평가되었던 적도 있지만, 지금은 과잉 섭취하면 중성지방을 상승시켜 심장병 발병의 위험 요인이 된다고 경종을 울리고 있다.

　꿀이나 과일에 들어있는 천연과당이라면 그나마 괜찮지만, 문제가 되는 것은 가공식품에 사용되고 있는 과당포도당액당이다. 과당포도당액당은 옥수수 전분으로 만든 싼 가격의 감미료로 이성화당의 한 종류이다. 스포츠 음료, 커피, 탄산음료, 과일 주스, 젤리, 아이스크림, 무알코올 맥주 등의 가공음료 상품에 폭넓게 사용되고 있다.

미국 캘리포니아대학교 로스앤젤레스캠퍼스의 페르난도 고메즈 피니야(Fernando Gomez-Pinilla) 박사 연구팀은 쥐를 이용한 실험에서 과당이 뇌의 신경세포에 작용하고 있는 가능성에 대하여 검토하였다.

연구팀은 알츠하이머병에 깊이 관여하는 해마와 시상하부에 주목하여 사람이 먹는 양으로 환산하면 하루 1L(리터)에 해당하는 양의 과당액(옥수수 전분으로 만든 과당액)을 6주간 실험 쥐에게 먹인 후 인지기능을 테스트하였다.

그 결과 과당액을 섭취한 쥐는 기억력이 저하되어, 미로에서 탈출구를 찾아가는 길찾기 테스트에서 평소보다 2배 이상의 시간을 필요로 하였다. 더구나 시상하부에서 700 이상, 해마에서 200 이상의 유전자가 비정상적인 발현의 패턴을 보였는데, 그중에는 염증 조정에 관여하는 유전자가 다수 있는 것으로 알려졌다. 한편, 같은 실험에서 과당액과 오메가3계지방산(DHA)을 같이 섭취한 쥐는 기억력 저하와 유전자의 비정상적인 발현이 나타나지 않았다. 뇌를 위해서 과당의 섭취를 줄이고 DHA를 적극적으로 섭취할 것을 권장한다.

17

인공감미료
당질 제로 식품에
숨어있는 위험성.

뇌와 몸을 늙지 않게 하기 위해서 당질을 제한하는 것이 좋다고 알려지면서 최근에는 '당질 오프'나 '당질 제로'를 강조하는 음료나 과자가 인기를 끌고 있다. 맛은 기존 제품 그대로인데 칼로리가 월등히 낮기 때문에 살이 찌지 않고, 혈당치를 염려할 필요가 없다는 것이 장점이지만, 거기에는 큰 함정이 있다는 사실은 잘 알려져 있지 않다.

영국 케임브리지대학교의 이마무라 후미아키(今村文昭) 박사 연구팀은 지금까지 보고된 과당음료, 인공감미료가 들어간 음료, 과일주스의 섭취와 제2형 당뇨병의 발병에 관한 17건의 연구 보고(합계 3만 8,253명을 평균 3.4~21년간 추적조사)를 분석하였다.

그 결과 과당음료를 정기적으로 마신 사람의 제2형 당뇨병 발병 위험률은 마시지 않은 사람에 비해 음료 한 개당 13% 증가하였고(비만인자를 고려한 후의 분석), 인공감미료가 들어간 경우도 8% 증가,

과일 주스도 5% 증가한 것으로 나타났다.

인공감미료가 들어간 음료는 과당음료와 비교하면 낮기는 하지만, 마시지 않는 사람에 비하면 제2형 당뇨병의 발병 위험률이 증가했다는 것은 간과할 수 없는 부분이다.

또 최근 연구에서는 인공감미료를 사용해 당질이 제로가 되었다 하더라도 뇌가 달다고 느끼면 인슐린이 분비되는 것으로 밝혀져, 혈당치가 오르지 않아도 당뇨병 발병의 위험으로 이어지는 것으로 보고되었다.

당뇨병이나 비만이 걱정되는 사람, 치매에 걸리고 싶지 않은 사람은 시판되는 단맛의 음료를 과감하게 끊는 것이 좋다. 시판제품에 어떤 감미료가 사용되었는지 모를 뿐만 아니라, 첨가물도 우려되기 때문이다. 원래 일본인은 단맛이 나는 음료를 마시는 습관이 없었다. 녹차, 보리차 등 달지 않은 차를 마셔왔는데 그런 식습관으로 돌아가면 제2형 당뇨병은 물론이고, 치매도 예방할 수 있다.

18

식품첨가물(이산화 타이타늄)
나도 모르는 사이에
먹고 있다.

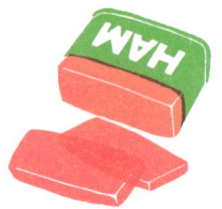

    앞에서 식품첨가물의 위험성에 대해서 소개하였지만 가장 우려스러운 것이 '이산화 타이타늄'의 안전성이다. 이산화 타이타늄은 자동차 도장, 도료, 플라스틱, 인쇄용 잉크, 치약, 자외선 차단 크림, 피부미용 화장품 등에 폭넓게 사용된다.

    식품첨가물에도 쓰이는데 백색 착색제(흰 색을 강조하기 위한 착색제)로써 추잉 껌, 치즈, 요구르트, 마요네즈, 초콜릿, 마시멜로, 탈지분유, 여러 가공식품 등에 사용되고 있다. 주로 흰 색 식품에 사용되는데 다른 색을 입히기 전에 밑바탕에 사용되는 경우도 있다. 그렇기 때문에 흰 색 식품이 아니라고 해도 이산화 타이타늄이 사용되었는지 아닌 지는 알 수 없다. 원재료에는 '착색료'라고 표시되는 경우가 많기 때문에, 이산화 타이타늄이 식품첨가물로 쓰여지고 있는 것을 모르는 사람이 많다.

    사실 국제암연구기관(IARC)이 이산화 타이타늄을 그룹2B(사람에게 암을 일으킬 가능성이 있는 물질/인체 발암 가능 물질)로 분류하고 있고, 프랑스 정부는 안전성을 우려하여 2020년 1월부터 이산화 타이타늄이 들어있는 식품의 유통을 금지하였다.

실제로 중국 광저우시 남방의과대학의 빙 송(Bing Song) 박사는 식품첨가물에 사용되고 있는 이산화 타이타늄은 나노입자라는 매우 작은 분자이기 때문에 혈액뇌관문(뇌에 필요한 영양소만 선택하여 공급하는 관문 역할을 하는 것)을 통과하여, 뇌에서 신경독성을 일으킬 수 있는 위험이 있다고 지적하였다.

이산화 타이타늄을 투여한 쥐를 이용한 실험에 관한 13편의 연구 논문을 분석한 결과를 보면 경구투여, 정맥주사, 비강 내 투여의 어떤 방법을 사용하더라도, 이산화 타이타늄은 뇌에 도달하여 신경세포에 산화 스트레스와 신경독성을 일으키고, 공간 기억과 학습 등의 인지기능에 장애를 일으킨다고 보고하고 있다.

자신의 몸을 지키기 위해서라도 가공식품을 먹는 양과 횟수를 가능한 한 줄일 것을 강력하게 권한다.

19

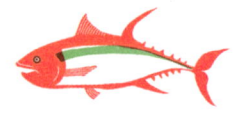

참치
뇌에 좋지만 많이 섭취하지는 말자.

참치는 초밥 재료 중에서도 인기가 많은 식재료이지만, 최근에는 바다 오염의 영향으로 인해 '위험한 먹거리'로 지적받는 중이다. 바닷속 오염물질 중 매우 우려스러운 것이 수은과 같은 중금속이다. 최근 연구에서 해산물에 축적된 납과 수은 같은 중금속이 알츠하이머병을 일으키는 위험물질이 될 수 있는 것으로 알려졌다.

물속으로 녹아 나온 수은을 플랑크톤이 흡수하고, 그 플랑크톤을 작은 생선이 먹고, 그 작은 생선을 참치 등의 큰 생선이 잡아먹는다. 이렇게 작은 생물이 큰 생물에게 잡아 먹히는 것을 '먹이 사슬'이라고 하는데, 중금속에 의한 오염은 먹이 사슬의 상위에 위치할수록 오염의 농도가 높아지고, 양도 많아진다.

일본의 후생노동성(우리나라의 보건복지부, 고용노동부, 여성가족부에 해당하는 일본의 행정기관)은 수은의 위험성을 피하기 위해서 참치나 청새치, 금눈돔 등 수은 함유량이 많은 몸집이 큰 생선이나 저어(底魚)는 일주일에 두 번 이내(일주일에 100~200g 이하)로 먹을 것을 권장하고 있다.

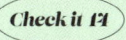

언제나 호기심을 갖자
두근두근 가슴 뛰는 감정이 뇌를 살린다

치매 예방에 가장 효과적인 것은 지적 호기심이라고 말하는 연구자도 있다. 미국에서 실시한 조사에서 '그것이 알고 싶어', '이 일은 어떻게 된 것일까'라며 세상의 모든 일에 호기심을 가지고 몰두하면, 도파민이 분비되어 기억력이 높아진다는 결과가 보고되었다.

호기심에는 항상 두근거리는 감정이 뒤따른다. 새로운 것을 즐길 수 없게 되었다면, 뇌가 노화되기 시작했다는 신호이다. 무리하고 있는 것은 아닌지, 지쳐 있는 것은 아닌지, 스트레스가 쌓여 있는 것은 아닌지 등 지금의 생활을 한번 되돌아보는 것도 좋다.

호기심을 부활시키기 위해서는 자신이 좋아하는 일이나 흥미가 생기는 일에 도전해 보자. 예전에 한번 해 보고 싶었던 일도 좋고, 지금 흥미가 생기는 일 등 어떤 것도 좋다. 중요한 것은 무엇인가를 '해보고 싶다'는 감정이다. 멍하게 살아가다보면 뇌도 점점 멍해지고 만다. 나만의 즐길거리를 찾는 것이 중요하다.

20

톳
건강에 좋지만,
유해물질의 위험도 있다.

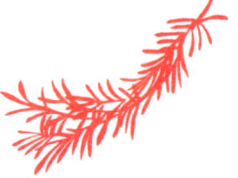

유해물질로 한 가지 더 기억해두어야 할 것이 비소이다. 비소가 뇌에 들어가면 아밀로이드 베타 단백질의 형성을 촉진한다고 알려져 있다. 또한, 비소는 뇌의 염증을 일으키기 때문에 피하는 것이 좋은 유해물질 중 하나이며, 발암의 위험성도 있는 것으로 지적되었다.

건강식품으로 잘 알려진 톳에는 비소가 다량 함유되어 있다. 영국에서는 이런 위험성을 고려하여 식품규격청이 톳의 섭취에 주의를 요한다고 발표하여 화제가 되었다.

일본의 경우 톳을 먹고 비소 중독을 일으키는 것과 같은 건강에 나쁜 영향을 끼친 사례가 없었기 때문에 지금까지 특별한 규제는 없다. 톳에는 건강효과를 기대할 수 있는 식이섬유나 후코이단과 같은 영양소가 들어있지만, 비소의 위험성이 있는 것도 사실이므로 매일 먹는 것은 피하는 것이 좋다.

Check it 15

매일매일 기분 좋게 지내자
치매 예방에서 가장 필요한 것

치매를 예방하기 위해 할 수 있는 일은 매우 많다. 이 책에서도 치매 예방책 100가지를 소개하고 있지만, 이것을 모두 실천할 수도 없고 억지로라면 그럴 필요도 없다. 뇌를 젊게 만들기 위한 노력일지라도 억지로, 마지못해 한다면 그 자체가 스트레스가 되어 오히려 뇌를 손상시키기 때문이다.

식사에 관한 노력은 뇌의 영양상태와 직결되는 것이므로 가능한 한 치매를 예방하는 음식과 식사법을 의식하고 실천하였으면 좋겠다는 것이 솔직한 바람이다. 그렇지만 이 역시 스트레스가 된다면 주객이 전도되는 꼴이다. 때로는 고삐를 풀고 좋아하는 것을 즐기면서 편하게 먹는 기회를 가져보는 것도 좋다.

먹는 행위는 기쁨과 행복, 즐거움을 느끼는 시간이기도 하다. 가족이나 친구와 함께 좋아하는 것을 먹는 시간은 더할 나위 없는 행복을 느낄 수 있는 한 때이다. 그럴 때에는, 세세한 부분은 신경 쓰지 말고 그저 맛있는 것을 즐겨보자. 그러나 잊지 말자! 신경 쓰지 않고 함부로 먹는 생활을 지속한다면 결국 문제가 된다는 것을 말이다. 가끔씩 즐기는 것! 이것이 포인트이다.

이 책을 옮기면서

　대학생 시절 이웃에 살고 계시던 할머니가 차차 치매로 변해가는 모습을 본 적이 있습니다. 유복한 가정의 막내로 태어나 일본 유학도 다녀오시고, 평탄하고 행복한 삶을 살아온 분인데 어떻게 저런 병에 걸렸을까 싶어 마음이 착잡했던 기억이 납니다. 하지만 당시에는 치매라는 병이 나 혹은 우리 가족이 겪을 수도 있는 일이라고는 생각조차 하지 않았습니다. 이것이 저의 첫 '치매 경험담'입니다. 오랜 세월 잊고 지내던 치매는 이제 주변으로부터 흔히 듣는 병이 되었습니다. 지인의 조부모, 가깝게는 부모님의 치매 소식이 들려오기 때문입니다.

　지금은 100세 시대입니다. 과학과 의학이 발전하며 우리의 수명도 훨씬 늘어났지만 동시에 감수해야 할 각종 질병과 그에 대한 두려움 역시 함께 커지는 것 같습니다. 그중에도 치매는 저는 물론이며 우리 가족 모두 간절히 피하고 싶은 질병 중 하나입니다.

　이 책의 지은이는 '치매는 예방할 수 있고, 늦출 수 있는 병'이라고 말합니다. 그는 여러 논문과 연구 사례를 통해 치매는 생활습관 그중에도 식생활에 큰 영향을 받는 '생활습관병'이라고 말합니다.

개인적으로 제게 가장 크게 와 닿았던 내용은 '치매는 하루아침에 발병하는 것이 아니라 40대부터 서서히 시작된다' 그리고 '치매는 언젠가는 나에게도 일어날 수 있는 일'이라는 것이었습니다. 그래서인지 이 책에서 강조하는 '생활습관병'이라는 단어의 무게에 대해 다시 생각해 보게 되었습니다. 치매와 아무 상관이 없을 것 같던 사소한 습관, 입이 즐거워 먹었던 가공식품들, 전혀 모르고 받았던 치과 치료 등이 치매와 연관성이 있다는 것을 알게 된 건 무척이나 유의미했습니다.

책을 번역하기 전에는 치매 예방을 위한 특별한 식재료와 특이한 생활 습관을 소개할 것이라는 선입견을 가지고 있었습니다. 그러나 목차를 읽고, 내용을 번역하며 누구라도 조금만 노력하면 실천할 수 있는 지침이라 마음이 점점 가벼워졌습니다. 다만 책을 번역하는 내내 치매를 부르는 음식과 치매를 예방하는 음식 사이에서 저는 일희일비하기를 반복하였습니다. 조금 과장해서 번역할 때마다 롤러코스터를 타는 기분이었다고 할까요. 예를 들면, '손수 음식을 만들어 먹는 나는 두뇌를 부지런히 움직이고 있으니 치매를 잘 예방하고 있구나'라고 안심했습니다. 그러다가 즐겨 먹는 디저트와 튀김, 밀가루, 설탕 가득한 음식이 치매 발병을 높일 수 있다는 글을 옮길 때면 혼자 뜨끔하며 앞날이 두려워졌습니다. 이렇게 플러스와 마이너스를 오가다보니 다행스럽게도 '제로'에 가까운 제 상태를 확인할 수 있어 다행이다 싶었습니다. 물론 이제부터라도 '플러스'의 생활습관을 만들어가야겠다는 의욕이 생겼습니다. 요리선생으로 활동했던 경험을 살려 저자가 언급한 '신종영양실조'에서 벗어날 수 있는 레시피를 만들어보자는 목표도 세워봅니다. 더불어 제가 진행할 요리 수업에 소개할 식재료나 식습관에 대한 내용이 더욱 풍성해질 것이라는 기대감도 커집니다. 의욕을 채울 거창한 계획보다는 한 가지 항목씩 실천해보기로 마음먹어 봅니다. 무엇보다 '실천'이 가장 중요하니까요. 책의 내용을 숙지하고 꾸준히 실천한다면 치매뿐 아니라 다른 질병도 예방할 수 있을 것이라는 생각도 듭니다.

   음식과 미식에 관심이 있는 분들이라면 모두가 들어봤을 법한 말이 있습니다. "당신이 먹는 것이 무엇인지 말해달라, 그러면 당신이 어떤 사람인지 말해주겠다(Dis-moi ce que tu manges, je te dirai ce que tu es.)."라는 명언입니다. 프랑스의 법률가이자 미식가였던 브리야사바랭(Jean Anthelme Brillat-Savarin)이 남긴 말입니다. 수없이 지나친 문장인데 이 책의 번역을 마치고 나니 또 다른 무게로 제게 다가오는 것 같습니다. 이 책의 번역은 '일'로 시작하였지만 중간중간 자신을 돌아보고, '건강 공부'까지 할 수 있게 된 유익한 경험이었습니다.

백현숙

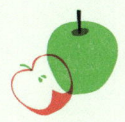

이 책을 쓴

시라사와 다쿠지(白澤卓二)

의학박사, 시라사와 항노화 의학 연구소(白澤抗加齡医学研究所) 소장,
오차노미즈 건강장수 클리닉 원장.

1958년 가나가와현 출생
1982년 지바대학교 의학부를 졸업하고, 도쿄 노인종합연구소 노화게놈 바이오 마커 연구팀장 등을 거쳐, 2007년부터 2015년까지 준텐도대학 대학원의 의학연구과 · 노화제어의학 강좌의 교수를 역임했다.
수명제어유전자와 알츠하이머병 등의 연구가 전문분야로 텔레비전의 건강프로그램과 잡지, 서적 등에서 알기 쉬운 건강해설로 인기를 끌고있다.

지은 책과 감수한 책으로 『몸이 다시 태어나는 '케톤체' 식사법』『알츠하이머병 진실과 종언(終焉)』『Dr. 시라사와의 머리는 하루 만에 좋아질 수 있다, 케톤식(食)으로 공부 잘하는 아이 만들기』『Dr. 시라사와의 알츠하이머 혁명, 멍해진 뇌가 되살아난다』등 다수.

치매 음식

식습관을 바꾸면 치매가 멀어진다

펴낸 날 초판 1쇄 2023년 1월 10일

지은이 시라사와 다쿠지 | **옮긴이** 백현숙
펴낸이 김민경 | **디자인** 임재경(another design) | **삽화** 박세연
인쇄 도담프린팅 | **종이** 영지페이퍼 | **물류** 해피데이
펴낸곳 팬앤펜(pan.n.pen) | **출판등록** 제307-2017-17호 | **주소** 서울 성북구 삼양로 43 IS빌딩 201호
전화 02-6384-3141 | **팩스** 0507-090-5303 | **이메일** panpenpub@gmail.com
인스타그램 @pan_n_pen | **블로그** blog.naver.com/pan-pen

편집저작권 ⓒ팬앤펜, 2023
이 책은 저작권법에 따라 보호를 받는 저작물이므로 무단 전재와 복제를 금지합니다.
이 책의 내용의 전부 또는 일부를 이용하려면 반드시 저작권자와 팬앤펜의 서면 동의를 받아야 합니다.
제본 및 인쇄가 잘못되었거나 파손된 책은 구입한 곳에서 교환해드립니다.

ISBN 979-11-91739-06-0 | **값** 16,000원

BOKERU SHOKU BOKENAI SHOKU
by Copyright © 2020 by Takuji SHIRASAWA
All rights reserved. First original Japanese edition published by PHP Institute, Inc., Japan
이 책은 (주)한국저작권센터(KCC)를 통한 저작권자와의 독점계약으로 팬앤펜에서 출간되었습니다.
저작권법에 의해 한국 내에서 보호를 받는 저작물이므로 무단전재와 복제를 금합니다.
Korean translation rights arranged with PHP Institute, Inc.
through Korea Copyright Center Inc.

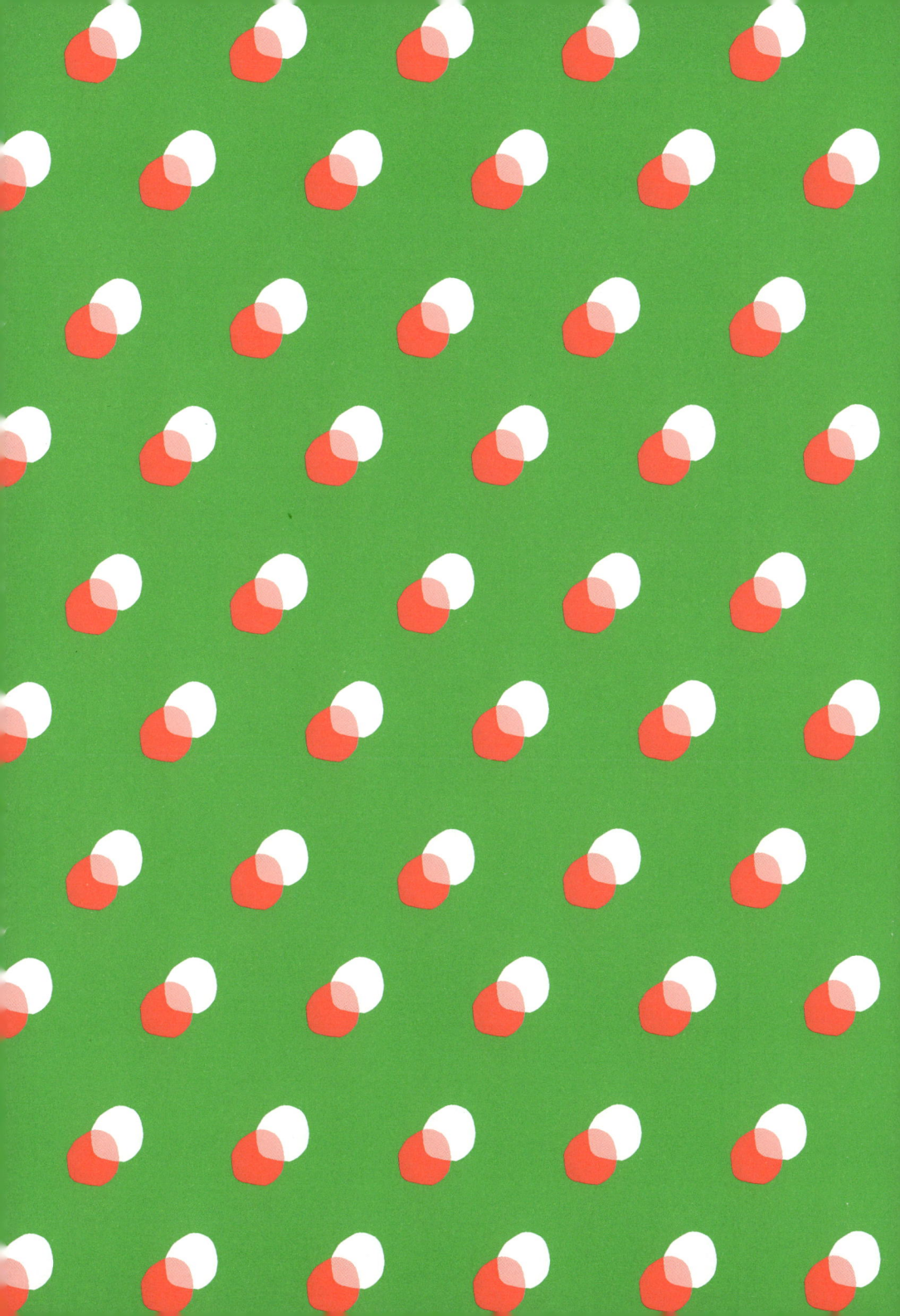

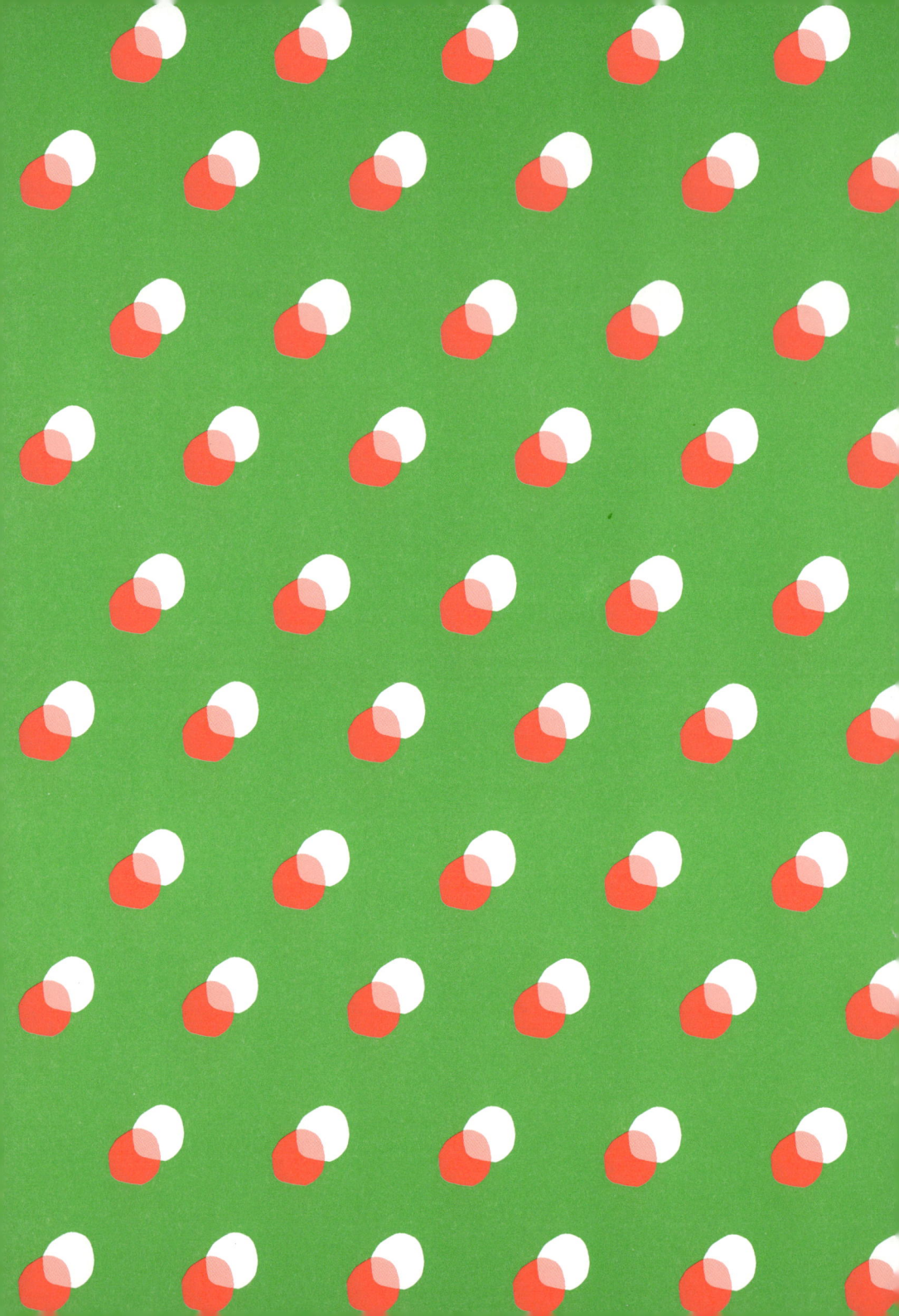